口腔住院医师专科技术图解丛书

总主编　樊明文　葛立宏　葛林虎

咬合检查与咬合调整病例图解

编　著　李成章（武汉大学口腔医学院）

U0300902

人民卫生出版社

图书在版编目（CIP）数据

咬合检查与咬合调整病例图解 /李成章编著 . —北京：人民
卫生出版社，2017
（口腔住院医师专科技术图解丛书）
ISBN 978–7–117–23904–2

Ⅰ.①咬…　Ⅱ.①李…　Ⅲ.①牙周病 – 诊断 – 图解
Ⅳ.①R781.404–64

中国版本图书馆 CIP 数据核字（2017）第 010972 号

| 人卫智网 | www.ipmph.com | 医学教育、学术、考试、健康，购书智慧智能综合服务平台 |
| 人卫官网 | www.pmph.com | 人卫官方资讯发布平台 |

咬合检查与咬合调整病例图解

编　　著：李成章
出版发行：人民卫生出版社（中继线 010-59780011）
地　　址：北京市朝阳区潘家园南里 19 号
邮　　编：100021
E - mail：pmph @ pmph.com
购书热线：010-59787592　010-59787584　010-65264830
印　　刷：中国农业出版社印刷厂
经　　销：新华书店
开　　本：787 × 1092　1/16　　印张：6.5
字　　数：154 千字
版　　次：2017 年 3 月第 1 版　2018 年 10 月第 1 版第 2 次印刷
标准书号：ISBN 978-7-117-23904-2/R · 23905
定　　价：66.00 元

打击盗版举报电话：010-59787491　　E-mail：WQ @ pmph.com
（凡属印装质量问题请与本社市场营销中心联系退换）

口腔住院医师专科技术图解丛书

总　主　编　樊明文（武汉大学口腔医学院）
　　　　　　葛立宏（北京大学口腔医学院）
　　　　　　葛林虎（广州医科大学口腔医学院）

各分册主编（以姓氏笔画为序）
　　　　　　王丽萍（广州医科大学口腔医学院）
　　　　　　朴正国（广州医科大学口腔医学院）
　　　　　　江千舟（广州医科大学口腔医学院）
　　　　　　李成章（武汉大学口腔医学院）
　　　　　　杨雪超（广州医科大学口腔医学院）
　　　　　　张清彬（广州医科大学口腔医学院）
　　　　　　陈建明（广州医科大学口腔医学院）
　　　　　　周　刚（武汉大学口腔医学院）
　　　　　　郭吕华（广州医科大学口腔医学院）
　　　　　　曾素娟（广州医科大学口腔医学院）
　　　　　　张　倩（广州医科大学口腔医学院）

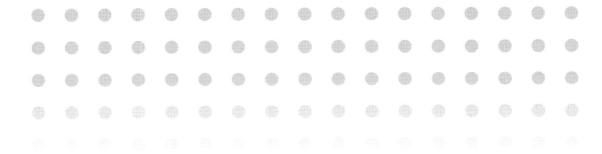

丛书总主编简介

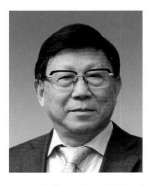

樊明文

武汉大学口腔医学院名誉院长、教授、博导。2013年被台湾中山医学大学授予名誉博士学位。享受国家级政府特殊津贴；国家级有突出贡献专家；国家级教学名师，"中国医师奖"获得者。兼任中华口腔医学会名誉会长、全国高等学校口腔医学专业教材评审委员会顾问、《口腔医学研究杂志》主编等职务。

多年来主要从事龋病、牙髓病的基础和临床研究。共发表论文200余篇，其中SCI收录第一作者或通讯作者论文70篇。2009年获国家科技进步二等奖；主持国家、省、市级科研项目15项，主编专著近20部。培养博士63名，硕士90名，其中指导的两篇博士研究生论文获2005年度全国优秀博士学位论文及2007年度湖北省优秀博士论文。

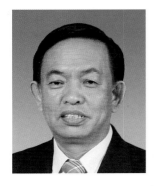

葛立宏

北京大学口腔医学院主任医师、教授、博士研究生导师。中华口腔医学会儿童口腔医学专业委员会前任主任委员，中华口腔医学会镇静镇痛专家组组长，北京市健康教育协会口腔医学专业委员会主任委员，国际儿童牙科学会（IAPD）理事，亚洲儿童口腔医学会（PDAA）理事，亚洲牙齿外伤学会（AADT）副会长。《国际儿童牙科杂志》（JIPD）编委，《美国牙医学会杂志》（中文版）等5本中文杂志编委。国际牙医学院院士，香港牙科学院荣誉院士。

国家级精品课程负责人（儿童口腔医学），国家级临床重点专科"儿童口腔医学"学科带头人，全国统编教材《儿童口腔医学》第4版主编，第2版北京大学长学制教材《儿童口腔医学》主编，北京大学医学部教学名师。近年来在国内外杂志发表学术论文82篇，主编主译著作7部、参编著作8部，主持国家自然科学基金等科研项目13项。指导培养已毕业博士27名，硕士14名。

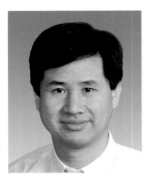

葛林虎

现任广州医科大学附属口腔医院院长。教授,主任医师,博士,硕士研究生导师。兼任广州市 3D 打印技术产业联盟副理事长、广东省保健协会口腔保健专业委员会第一届名誉主任委员、广东省口腔医师协会第一届理事会副会长、中华医院管理协会理事会理事,广东省口腔医学会第三届理事会理事、广东省医院协会口腔医疗管理分会副主任委员。担任《口腔医学研究》副主编,《中国现代医学杂志》、《中国内镜杂志》、《中国医学工程杂志》副主编;曾获得恩德思医学科学"心胸血管外科专业杰出成就奖"和"内镜微创名医奖"。

丛书总序

广州医科大学口腔医学院是一所年轻的院校。自创办至今,不足十个年头。10 年时间,仅仅是人类历史长河中的一瞬,但作为一所新兴院校,却走过了一段艰难的历程。

办院伊始,一群年轻的学者和有识之士,聚集在当时广州医学院口腔医院的大旗下,排除万难,艰苦创业。随后一批批院校毕业生怀着创业的梦想,奔赴广州。此时他们深深感到,要培养出合格的人才,必须要有一批好教师,而要做一名好教师,首先应该做一个好医生。此时他们迫切感受到需要有一套既具体又实用的临床指导丛书,以帮助年轻医生提高临床专业水平。只有让他们首先完善了自我,才能更好地培训下一代青年。

在这种情况下,由院长葛林虎教授倡议,集中该校的精英力量,并学习足球俱乐部经验,适当聘请一些外援,编写一整套临床专业指导丛书,以指导青年医师学习,同时也可供高年级学生和临床研究生参考。

为了编好这套丛书,武汉大学樊明文教授、北京大学葛立宏教授和广州医科大学葛林虎教授共同精心策划,确定了编写一套"口腔住院医师专科技术图解丛书",其内容涉及牙体牙髓科、口腔修复科、口腔外科门诊、口腔黏膜科、牙周科、儿童口腔科、种植科、正畸科等各专业共 11 本。

全套书的编写要求以实体拍摄照片为主,制图为辅。力争做到每个临床操作步骤清晰,层次清楚,适当给予文字说明,让其具有可读性、可操作性,使读者容易上手。

为了保证图书质量,特邀请武汉大学牙周科李成章教授、黏膜科周刚教授客串编写了丛书中的两本,图文并茂,写作严谨,易懂易学。整套丛书在写作过程中得到了国内外许多同行的支持和帮助。

为了进一步提高图书的质量,以便再版时更正和补充,我们诚恳地希望各位读者、专家提出宝贵意见。

书成之日,再次感谢参加编写该系列丛书的专家和同仁,希望这套丛书对提高大家的临床技术能起到一些辅助作用。

樊明文　葛立宏　葛林虎

2016 年 1 月

前　言

咬合状态与咬合疾病是困扰口腔医师的临床问题。患者对自己天生的咬合状态和后天渐进性的咬合变化所带来的不适无所知晓,常常经过干预治疗后才体会到舒适感。咀嚼系统内的各组分都具有一定的代偿范围,但每个人的代偿程度不一,因此,有的人咬合状态很差却没有明显症状,有的人微小改变就会出现不适,甚或成为压死骆驼的最后一根稻草。这些表现各异、难寻规律的现象大大增加了临床对咬合认知的难度。

𬌗创伤一直是牙周医师关注的问题,咬合状态是每颗牙和牙周的小生境,处理好小生境,可以使牙周治疗事半功倍。医者以追求治未病为目标,对咬合问题的早发现、早期合理的干预,还可减少其他咬合疾病发生。

笔者长期致力于咬合与牙周炎的临床研究,深感对咬合全面、系统的认识和临床正确的干预在牙周炎治疗中的重要与必要。本书集笔者与研究生团队多年临床病例,以实例介绍常见与咬合有关的主诉和临床表现,传统及现代最新咬合检查方法和临床应用分析,以实例图解系列介绍早接触、各种运动干扰、食物嵌塞、过度磨耗,以及咬合平衡的调𬌗方法、调𬌗技巧与注意事项。在此对历届参与病例诊疗和收集的研究生们表示感谢。

本书还介绍了笔者通过二维影像片判断骨下袋立体形态的方法,有助于读者借此认识制订相应手术方案与疗效评估。

本书以临床实用为目标,章节按照临床接诊诊疗程序进行编撰,每章前写有导读,每类病例后有分析、点评或小结,最后附有典型诊疗病例,希望本书能将读者在临床工作中常见的临床主诉和临床表现与咬合关联起来,能对与咬合相关的检查结果综合评估,并能对一些咬合问题有目的地进行调𬌗有所帮助。也希望读者了解牙周的治疗不仅只是"刮刮"而已。对牙周医师而言,应该认真做好病因治疗,完善基础治疗后的手术治疗将会获得更好的远期疗效。

由于编者水平有限,本书或存在有失偏颇之处,敬请广大读者给予指正,提出宝贵意见。

编者　李成章

2017 年 1 月

目　录

第一章
咬合基本知识

导读: 本章介绍了与咬合临床表现直接相关的咬合基本知识。读完本章应能树立咬合的整体概念,根据静态𬌗接触特征发现静态𬌗的接触异常,将咬合异常的危害与临床表现联系起来。通过了解咬合及与咬合相关各结构间关系的生理和临床意义,理解咬合治疗的目标。

导致牙或牙周组织破坏的原因通常有两个,一是细菌因素,二是咬合创伤。细菌在引起龋病、根尖周炎、牙周炎的作用已明确,临床上针对细菌因素的检查和治疗也是放在首位的。咬合创伤虽然是熟知的因素,知道其与牙裂纹、磨耗、颈部缺损、敏感、隐裂、劈裂、根折、牙松动、牙龈形态改变、牙周膜改变、牙槽骨吸收等多种临床表现有关,但临床对于咬合创伤的认知还欠充分,在其检查和治疗上常常被忽略。咬合问题还未引起临床足够的重视。

咬合是口腔的生态环境,它的解剖生理形态和功能的协调是口腔健康的基础。口腔各学科的治疗如果在恢复本专业局部的形态和功能的基础上能兼顾到整个咬合的协调,我们的治疗将达到一个新的高度。为此,先要了解咬合的基本知识。

一、咬合概念

(一)咬合

咬合是指上下颌牙列间动态和静态的接触过程和接触关系。该概念涵盖范围如图 1-1。

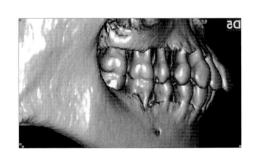

图 1-1

1

广义上的咬合是指咀嚼系统各组分间的功能关系。

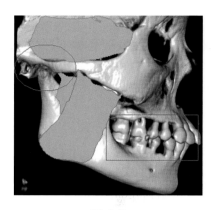

图 1-2

咀嚼系统包括牙、牙周组织、颅面骨骼、颞下颌关节（TMJ）和神经肌肉系统。该概念涵盖范围如图 1-2（还应包括中枢神经系统）。

（二）咀嚼系统各组分关系与临床意义

在咀嚼系统中，TMJ 和肌肉的关系先建立，随着牙齿的萌出和加入，就出现了牙尖交错位与 TMJ- 肌肉的平衡与和谐问题（图 1-3）。

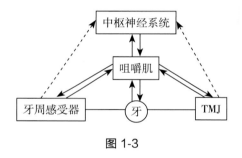

图 1-3

如果牙尖交错位与正中关系一致，关节 - 肌肉 - 咬合呈协调状态；如果牙尖交错位与正中关系不一致，中枢神经将会记录此状态下的牙周感受，并指令咀嚼肌进行调节；肌肉对咬合不平衡的适应可表现为面部不对称。咀嚼系统各组分均可参与代偿或失代偿。肌肉调节不能代偿或来自咬合的刺激使得咀嚼肌强烈收缩时，可引起相应部位肌肉疼痛。牙磨耗是一种代偿，失代偿时牙体裂损、牙周破坏，此时牙松动是对异常强的𬌗力的一种避让。关节位置的改变也是一种代偿，正中关系是一个区域而不是一个点，只有在失代偿时，才会出现 TMJ 不适或紊乱。每个人所处的代偿状态不一样，因而不同的人在同种表现下可以出现：适应无症状；相应部位颌面肌肉不适或疼痛；牙齿磨耗，牙颈部缺损，牙松动、移位；牙龈形态改变、牙周膜变化和牙槽骨吸收；TMJ 不适或紊乱；颈肩等部位不适等。

咬合作为咀嚼系统的有机整体是连接口腔各学科的框架和桥梁。在这个概念指导下，可以更好的理解各种临床表现，尤其是同一体征不同症状，或同一症状体征却不尽相同，各学科的口腔检查治疗才不再是只见树木，不见森林，应力争做到在对本专业局部治疗时兼顾到整个咬合的协调。

二、静态𬌗接触特征与生物学意义

形态协调才能保证更好的功能协调，牙或牙周的一些变化如松动、磨耗，牙龈退缩都可以是结构不协调的信号。我们需要了解正常的形态特征,才能发现形态特征的异常,面对异常表现,只有找出并纠正真正的病因,才能取得治疗的成功。

下列因素与静态𬌗接触特征有关:①牙的形态,包括牙的大小、牙尖的高度陡度;②牙列中的位置和方向,如牙的近远中倾斜、颊舌向倾斜、扭转都会出现不同形式的尖窝接触;③上下牙的接触关系,虽然上下牙列呈一牙对二牙的对应关系,但磨牙还存在近中关系和远中关系;④牙列间的间隙,上下牙间要有一定的自由度,否则易发生干扰;⑤覆𬌗覆盖的程度和引导的角度,不仅前牙,后牙也存在这一问题。上述因素都会影响到 Spee 曲线和 Wilson 曲线进而影响功能性咬合状态。

(一) 正常静态𬌗接触

1. 上中切牙宽于下中切牙,所以上下牙列呈一牙对二牙的对应关系(下中切牙和上颌最后牙除外,图 1-4)。该接触方式有利于𬌗力分散,在有效行使功能时避免牙周受到创伤。

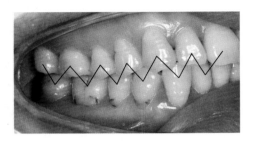

图 1-4

2. 上切牙位于下切牙唇侧,下切牙切缘唇侧对应上切牙舌面(图 1-5)。

牙尖交错𬌗时上下切牙应负荷最小。

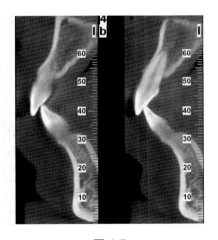

图 1-5

3. 下尖牙远中牙尖嵴唇面与上尖牙近中牙尖嵴舌面接触,下尖牙近中牙尖嵴唇面与上侧切牙舌面远中接触(图 1-6)。上尖牙是下颌侧方运动的引导因素,上下尖牙间需要一定间隙,使其功能不受限制。上尖牙远中舌面对前伸有节制作用。

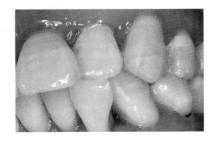

图 1-6

4. 上颌后牙的颊尖舌面覆盖于下颌牙颊尖颊面。上颌磨牙、前磨牙颊尖的近远中舌斜面分别对着下颌同名颊尖远中颊斜面和该同名颊尖远中牙尖的近中颊斜面；下颌磨牙、前磨牙舌尖的近远中颊斜面对着上颌同名舌尖近中牙尖的远中舌斜面和该同名舌尖的近中舌斜面(图1-7)。

覆盖覆盖程度与角度的意义见第三章。

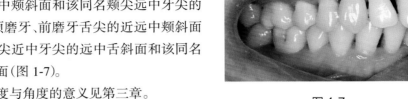

图 1-7

5. 尖窝相对时，应是支持尖的两边与对颌牙窝壁的接触，而非牙尖顶窝底。这样有利获得稳定的垂直支撑，并将来自下颌的撞击力定向到腭穹隆。方向异常的力会使牙周受力不均，局部形成压应力和拉应力，造成牙周创伤(图1-8；见图3-41)。

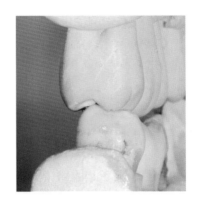

图 1-8

(二) 静态殆接触异常类型

1. 正中止接触异常　指改变牙尖交错位咬合正常高度的殆接触。以下异常殆接触表现属此类型：

(1) 个别后牙长期缺失，邻牙倾斜，对殆牙伸长，尖窝不吻合接触(图1-9)。

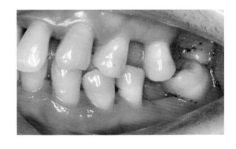

图 1-9

(2) 漂移的牙改变了上下对殆关系形成新的止接触(图1-10)。

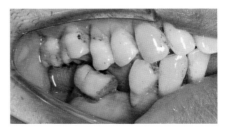

图 1-10

（3）伸长的第三磨牙与对殆邻牙形成非垂直向的干扰性接触（图1-11）。

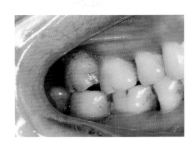

图 1-11

（4）三点定平面，三个高点（崩瓷处）形成异常咬合面阻碍正常的接触状态（图1-12）。

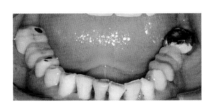

图 1-12

2. 非正中止接触异常　指限定下颌前、后、颊、舌向正常移动的殆接触（图1-13~ 图1-15）。

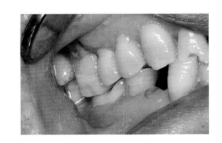

图 1-13

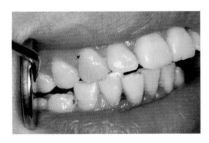

图 1-14

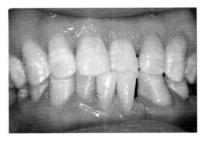

图 1-15

3. 正中止接触、非正中止接触均异常　指既改变了牙尖交错位咬合正常高度又能限定下颌前、后、颊、舌向正常移动的𬌗接触（图 1-11，图 1-16）。

（1）伸长的下颌第三磨牙与对𬌗牙部分接触在前伸侧向运动中形成非正中接触干扰（图 1-11）。

（2）倾斜的后牙与对𬌗牙的接触不能尖窝吻合，倾斜的后牙与对𬌗牙之间形成锁结性咬合关系（图 1-16）。

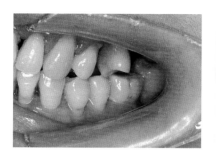

图 1-16

三、咬合异常的危害

正中止接触异常限制了下颌作最合适的闭口运动，TMJ 各结构间的接触关系也可能发生相应改变，使其稳定性下降。非正中止接触异常在动态咬合过程中产生与主流咬合力方向不一致的作用力。两者都具有创伤作用，构成微小、慢性创伤源，形成渐进性咬合紊乱。

这些危害造成的结果就是常见的临床表现，轻者出现体征，重者出现症状：

1. 牙体　磨耗、微裂隙 / 裂纹、牙颈部缺损、隐裂、冠 / 根折裂、过敏、疼痛、过度松动、散开移位。

2. 牙周　牙龈红肿、缘突、退缩、龈裂，牙周膜增宽、骨白线改变、垂直性骨吸收。

3. 神经肌肉　咀嚼肌甚或颈肩部肌肉疼痛、肌肉紧张性头痛、突发可复性关节区疼痛、精神压力和紧张导致抑郁。

4. 颞下颌关节　弹响、疼痛、关节盘移位、退行性变、功能紊乱。

四、咬合分类

𬌗的分类方法有多种，包括形态学分类、功能分类、临床分类等。本书介绍 Dawson 分类。

（一）Dawson 分类

Ⅰ型：　最大牙尖交错位与正中关系协调。

Ⅰ型 A：最大牙尖交错位与适应性正中姿势位相协调。

Ⅱ型：髁突必须从可验证的正中关系移位才能到达最大牙尖交错位。

Ⅱ型 A：髁突必须从适应性正中姿势位移位才能到达最大牙尖交错位。

Ⅲ型：正中关系不确定。因关节不能舒适的接受负荷，故最大牙尖交错位也不能确定。

Ⅳ型：由于关节病理性的不稳定使得咬合关系渐进性的紊乱。

（二）Dawson 分类的临床意义

1. 该分类反映最大牙尖交错位与颞下颌关节的位置和状态的关系，有利于我们在治疗中兼顾到整个咬合的协调，指导临床治疗。①Ⅰ型可以伴有或不伴有病理性𬌗因素，但适应性好，无临床表现，不需治疗。②Ⅱ型伴有病理性𬌗因素，有功能紊乱的临床表现。该型可以通过咬合夹板或者调𬌗以及正畸、修复手段来纠正关节与咬合间的不协调，消除所有的干扰后，预后良好。通常不需要颞下颌关节的治疗。治疗的目标是获得Ⅰ型𬌗。③Ⅲ型治疗咬合前需先治疗颞下颌关节紊乱。治疗目标是获得协调关系。④Ⅳ型治疗目标是控制关节病变的进展，达到关节稳定。

此期不能进行不可逆的咬合治疗。

2. 牙周治疗主要为Ⅱ型病例,该分型意义是进行咬合治疗时,一定要考虑到与正中关系或适应性正中姿势位协调,而不能只看对𬌗牙的接触状态,甚或加重了不协调。

3. 临床操作时以𬌗的稳定性判断较容易掌握,稳定𬌗和不稳定𬌗的判断标准见第三章。

第二章
与咬合有关的主诉和临床表现

导读：本章提出咬合疾病的概念、常见与咬合有关的主诉和临床表现。读完本章应能将常见的临床主诉和临床表现与咬合关联起来，知道需要进行相关检查。在医疗过程中尽可能减少医源性的不良殆因素。

提到咬合，不仅要想到局部上下牙的相对关系，还要考虑其对整体的协调平衡作用。在临床的常见诊疗中，不能只注意各分支学科自身的表现，却不关注造成这些表现的咬合原因。如牙松动、牙的重度磨耗、牙敏感、牙疼痛、头面部疼痛均可能是因咬合不协调引起的，对其分别医治，疗效有限，而究其原因进行咬合干预则会获得整体的疗效。咬合疾病离我们有多远？咬合疾病就在我们日常常见的口腔疾病中。咬合疾病是由咬合不协调引起的涉及牙、牙周、肌肉、颞下颌关节、颈肩功能受损或紊乱的疾病。咬合疾病的概念帮助我们认识咬合问题涉及的广度和深度。下列临床常见主述和临床表现都可能与咬合有关。

一、常见与咬合有关的主诉

临床常关注与主诉相应的疾病，而忽略了引起主诉的咬合原因。

（一）牙与咬合有关的主诉（图 2-1）

1. 牙齿对冷热敏感
2. 牙疼痛
3. 牙劈裂

图 2-1 示 26 近中腭尖劈裂缺损、27 腭侧裂纹并伴有磨耗。提示咬合异常与其临床表现相关。

此类主诉通常以牙体牙髓病诊治，而忽略咬合负荷过大是其常见的原因。异常咬合力也是引起牙髓充血或者非龋性牙颈部缺损、牙裂纹而导致牙敏感的一个原因。

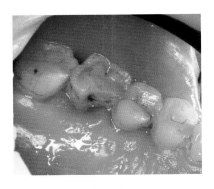

图 2-1

（二）牙周与咬合有关的主诉（图 2-2）

1. 咬合不适或咬合疼痛

2. 牙齿松动

3. 牙缝变大

4. 牙龈退缩

图 2-2 示 31 牙松动,牙龈退缩、牙龈红肿。检查 21/31 早接触。

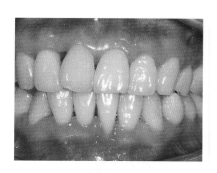

图 2-2

此类主诉通常被忽略对咬合因素的考虑。咬合疼痛可由异常咬合力引起的牙周膜的炎症或同时伴有的牙髓充血所致。

无明确原因的牙齿过度松动是咬合疾病的一个早期体征,这可能导致牙周膜增宽而使其对牙周炎的易感性增加。每次检查都应该包括检查牙松动度,并分析是否与咬合异常有关。

（三）神经肌肉与咬合有关的主诉

1. 头痛

2. 面部疼痛

3. 由牙痛、头面部疼痛并发的精神压力,紧张或抑郁

此类主诉往往忽略咬合因素,有的患者为此做脑部 CT、磁共振;有的面部疼痛被认为是（不典型）三叉神经痛。

咬合干扰导致肌肉强烈调节甚或需要关节移位才能达到最大牙尖交错位、咬合运动的不协调,是咀嚼肌疼痛的一个原因。

（四）关节与咬合有关的主诉

1. 关节弹响

2. 关节区不适

相当部分患者的关节弹响是与咬合有关的。有些患者是在牙周就诊检查中才发现存在关节弹响的。对与咬合有关的关节弹响患者,在关节病确立前,细致地检查、准确地判断和正确的早期干预,可以减少关节紊乱的发生或减轻关节紊乱的程度。

偶有突发关节区不适或疼痛可由咀嚼肌不协调的收缩所致,此类不适或疼痛数天内可自行缓解。

口腔疾病很少由单因素引起,几乎都是多因素共同作用的结果。同一种因素可能会因为宿主的差异而出现不同的反应,其反应也会因病因的强度和持续时间的不同而不同,有时完全不同的症状可能是同一种致病因素引起。这就需要对各种临床表现加以关注和分析。

二、与咬合有关的临床表现

这类体征在临床检查中常被忽略,尤其是在症状不明显时,更易忽略。如能早期发现有利于早期干预,可减少咬合疾病的发生或降低咬合疾病的危害。

（一）咬合与肌肉

病例，主诉咬合不适。

检查面部不对称，关节弹响（图 2-3a）。

左侧后牙覆𬌗接触，右侧后牙尖 - 尖接触（图 2-3b）。

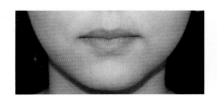 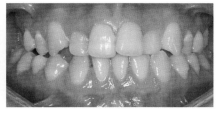

图 2-3a   图 2-3b

牙周检查要从口外起，面部的对称性可以是咬合 - 肌肉 - 颞下颌关节相互作用的外在表现，反映着肌肉与颌位的互相调节与适应状态。

（二）咬合与牙——牙磨耗

1. 主诉前牙松动。检查牙磨耗。

由早接触和下颌运动时干扰引起的上前牙磨耗（图 2-4）。

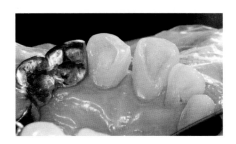

图 2-4

由下颌运动干扰引起的下前牙磨耗（图 2-5）。

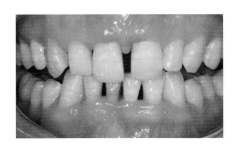

图 2-5

由修复体形态不当,舌窝处凸起,引起修复牙发生瓷体磨损(图 2-6a)。

对殆牙磨痕,牙龈红肿、牙龈退缩(图 2-6b)。

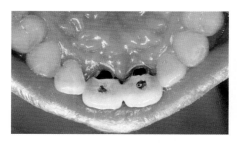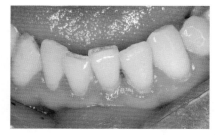

图 2-6a　　　　　　　　　　图 2-6b

2. 主诉下前牙松动,牙龈退缩。

检查牙尖交错殆时前牙无接触(图 2-7a),前伸时 11、41 干扰,11 前牙舌侧近切缘处磨损变薄,41 牙松动,牙龈退缩、红肿(图 2-7b)。

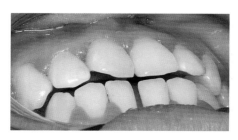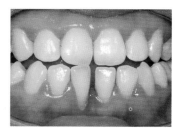

图 2-7a　　　　　　　　　　图 2-7b

当缺乏切牙间间隙或需要的长正中被破坏时,可能造成下牙对上牙的"楔力效应"并产生过大的非牙长轴向力。这种殆创伤会造成牙周受损,表现为牙龈、牙周膜的改变以及牙槽骨吸收;对修复体,则会使其从最薄弱的部分发生破坏,如瓷体磨损、修复体松脱等;如果是天然牙,可以出现牙体裂纹、牙磨耗、非龋性缺损、牙敏感、牙松动等(参见本章后续内容;见图 3-7,图 3-50)。

对此类磨耗应认真检查,明确诊断,对创伤殆早期干预可减少殆创伤的发生。

(三)咬合与牙——牙颈部非龋性缺损

1. 24、34、36 牙颈部缺损并与相邻牙和对殆牙伴有牙磨耗、牙体缺损,牙龈退缩(图 2-8a)。

X 线片示相应牙牙周膜增宽,骨吸收改变(图 2-8b)。

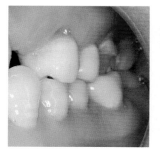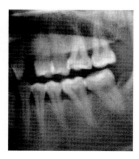

图 2-8a　　　　　　　图 2-8b

2. 咬合负荷过大在非龋性颈部缺损中的作用存在争议。通常将牙颈部缺损归于刷牙所 致，但图 2-9 中 14 颈部缺损位于龈下(图 2-9a)，16、17 颈部缺损位于舌侧(图 2-9b)，非刷牙可解释。14 与对殆牙可见牙体裂纹。

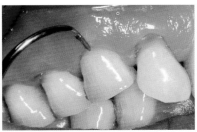

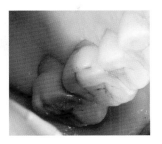

图 2-9a　　　　　　　　　　　图 2-9b

(四) 咬合与牙——牙折裂

1. 26 近中腭尖受不当殆力劈裂(见图 2-1)。

2. 16 根折伴牙龈退缩、殆面充填物并磨耗(图 2-10)。

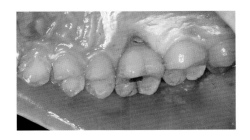

图 2-10

(五) 咬合与牙——牙敏感牙疼痛

1. 非龋性裂纹(图 2-9a，图 2-11)　24 牙面垂直向裂纹，对殆牙裂纹并非龋性颈部缺损。常见原因是咬合负荷过大。

2. 牙颈部缺损(图 2-9)　咬合力作用于牙颈部，可使牙颈部发生微裂隙和结构丧失。加之酸的渗透，易发生非龋性颈部缺损。

3. 根面龋(图 2-12)　有殆干扰的后牙易发生根面龋，提示咬合负荷过大可能是后牙根面龋病因中的协同因素。

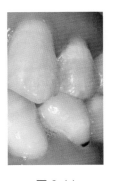
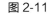
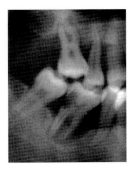

图 2-11　　　　　　　图 2-12

（六）咬合与牙——缺牙移位

缺牙长期未修复，出现牙倾斜、对𬌗牙伸长、正中止接触、Spee 曲线、补偿曲线改变（图 2-13）。

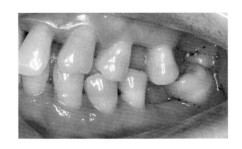

图 2-13

（七）咬合与牙——牙列破坏

11、21 因咬合创伤致牙过度松动脱落，前牙仍存在咬合创伤（图 2-14）

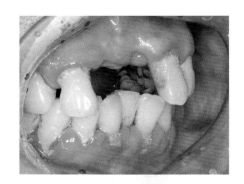

图 2-14

（八）咬合与牙——牙修复不良

47 修复体无𬌗面形态，高点缺损伴牙周炎症（图 2-15）。

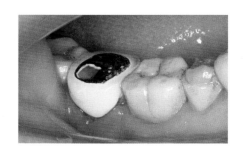

图 2-15

（九）咬合与牙（周）——牙松动

上下前牙松 Ⅱ°～Ⅲ°，41 龈沟：1mm。深覆𬌗、深覆盖，上前牙前突、牙间隙增大（图 2-16）。牙过度松动与牙周袋深不成比例是咬合创伤的一个早期体征。

（十）咬合与牙（周）——牙散开与牙间隙增大

1. 前牙散开、前牙前突常伴有牙龈退缩、牙松动和牙槽骨吸收（图 2-16）。

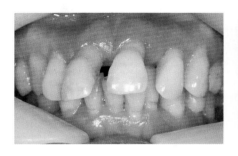
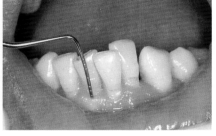

图 2-16a　　　　　　　　　　图 2-16b

2. 图 2-17 示 11、21 牙间隙增大，骨密度降低，牙槽骨吸收。

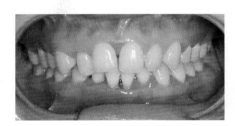
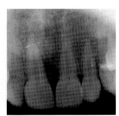

图 2-17a　　　　　　　　　　图 2-17b

牙间隙逐渐增大通常有咬合因素参与（见图 3-49，图 3-50，图 5-6）。

（十一）咬合与牙龈——牙龈红肿、退缩与缘突

我们知道牙龈退缩和缘突与咬合有关，这里介绍有些牙龈红肿也是与咬合有关的。

1. 图 2-18 示 12~22 红肿增大的龈乳头与前牙早接触牙位一致。

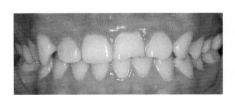

图 2-18a

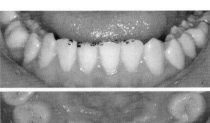
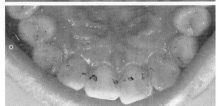

图 2-18b

2. 异常咬合力能够引起牙龈红肿。图 2-19 示右侧牙龈红肿明显重于左侧(图 2-19a),调𬌗治疗后红肿基本消退,但两侧仍有差别(图 2-19b)。

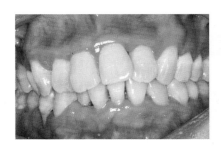 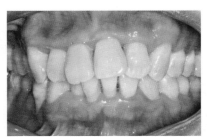

图 2-19a   图 2-19b

3. 与对侧牙比较,13、43 的牙龈退缩、缘突与咬合相关(图 2-20)。

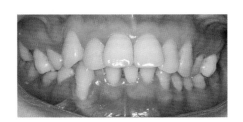

图 2-20

4. 41 牙龈退缩、缘突与早接触、𬌗干扰相关(图 2-21)。

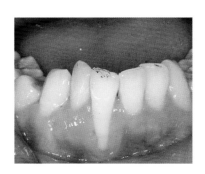

图 2-21

（十二）与咬合有关的牙龈红肿对治疗的反应

1. 图 2-22 示牙龈红肿,红肿严重处并牙龈退缩与早接触牙位一致,咬合印记示接触部位(图 2-22b),洁刮治后早接触牙位(31、43、44)红肿改善较其他牙位差(图 2-22c)。

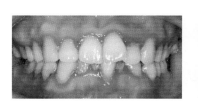

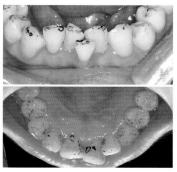

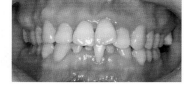

图 2-22a　　　　　　　　　　　　　　　　　　　　　　　图 2-22c

图 2-22b

2. 图 2-23 a,b 示红肿增大的龈乳头与前牙早接触牙一致。SRP 后牙龈红肿获得一定程度好转并稳定(图 2-23c)。调𬌗一次后牙龈红肿得到进一步好转(图 2-23d)。

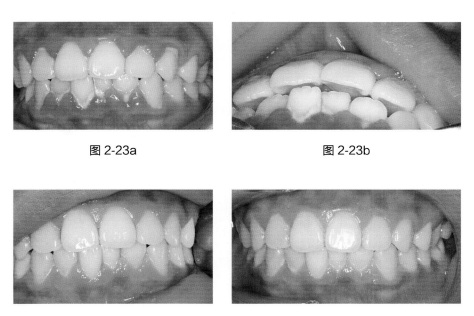

图 2-23a　　　　　　　　　　　　　　图 2-23b

图 2-23c　　　　　　　　　　　　　　图 2-23d

咬合异常也是引起牙龈红肿的一个因素,临床可见到洁治、刮治后红肿消除不佳时,应考虑咬合因素。

（十三）咬合与牙周膜、牙槽骨

图 2-24 示前牙早接触，运动干扰，牙龈红肿（图 2-24a），上下前牙牙周膜增宽，骨密度降低，轻度骨吸收（图 2-24b）。参见第三章影像学检查。

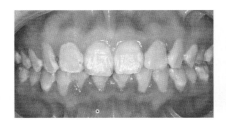 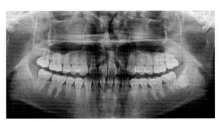

图 2-24a　　　　　　　　　　　　　　　　图 2-24b

（十四）咬合与肌肉疼痛

1. 自述牙周疼痛　检查咬肌止点疼痛，16𬌗面充填物，ICP时大而广泛的接触印迹（图 2-25）。

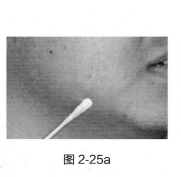

图 2-25a

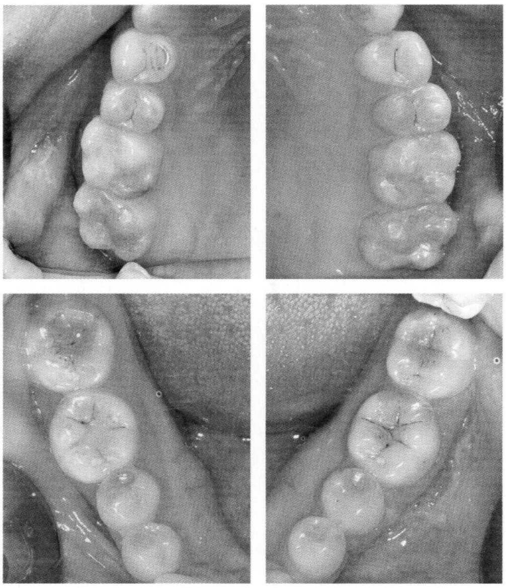

图 2-25b

2. 自诉头痛,磁共振查脑部未见异常。自觉咬合不好。

检查头痛部位:双侧颞肌、双侧咬肌(图 2-26a)。

35 萌出异常,45 舌向水平位于 44 舌侧,36、37、46、47 殆面充填物(图 2-26b)。

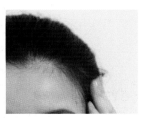

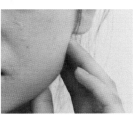

图 2-26a

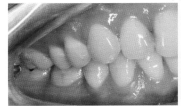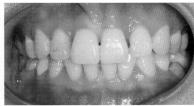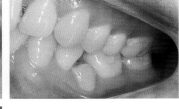

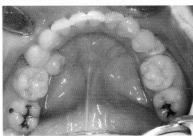

图 2-26b

这些自然的和医源性人为的殆异常接触可以触发相应肌肉异常收缩引起肌肉性头痛。

第三章
临床殆检查分析

导读：本章提出咬合创伤症候群的概念、介绍传统的和现代最新咬合检查方法和临床应用分析。读完本章应能开展各种临床的咬合检查，能通过的已知症状或体征进一步检查发现症状体征群的其他表现，综合评估，作出判断，并能对检查结果的意义和预后有所评估。

咬合检查是口腔检查不可缺少的内容，与咬合有关的体征总是先于症状出现，而常见的体征通常首先出现在牙和牙龈，忽略这些征兆随之而来的会是不同症状的发生，如再不及时发现和治疗，牙周甚至关节也会累及，问题会越来越多。

第二章介绍与咬合相关的症状体征林林总总，但任何单一症状或体征都不足以诊断殆创伤，殆创伤时各种症状体征往往以不同的组合形式出现，即本书提出的咬合创伤症候群，用以诊断咬合创伤。

咬合检查的内容包括口外情况，殆型、牙和牙列（排列或磨耗、缺损、缺牙并修复，中线与两侧对称，松动等），牙龈、牙周膜和牙槽骨状况，还有咬合接触（RCP 与 ICP、MCP 与 ICP）与殆干扰。检查后需得出印象：是稳定殆还是非稳定殆。稳定殆的特征是①牙列完整；②所有的牙齿稳固，没有过多的磨损；③牙周组织健康；④ TMJ 稳定无异常。不论咬合呈现什么表现形式，稳定殆不会对咀嚼系统造成伤害。反之，当存在有①牙齿松动；②牙齿移位或过度萌出；③牙齿过多的磨损；④牙周组织炎症或损伤，不论咬合呈现什么表现形式，都可以认为是不稳定咬合。

以稳定性来判断咬合相对容易，有利于早期发现，早期适当干预。然而对具体咬合问题的判断有难度，尤其牙周炎时，往往原发性殆创伤与继发性殆创伤并存，使得殆关系更为复杂，常常需要去发现并对多种体征不同组合的临床表现加以综合判断。及时适当的咬合干预可减少或减轻牙周破坏和其他咬合疾病的发生。

咬合的检查方法包括：

1. 常规检查（可借助电子压力探针及评估系统，显微镜）视、触、叩、探。常需辅以咬合纸、咬合线、咬合蜡片。

2. 体外模型 取模型通过面弓转关系与殆架上多角度分析。

3. 影像学 根尖片、全口牙位曲面体层 X 线片（下称全景片）、CT。

4. 传感设备 数字化咬合力分析仪、咬合系统分析仪。

5. 计算机辅助分析 制作模型与虚拟殆架上分析。

上述检查结果需要结合临床综合分析，以获得准确判断，指导调𬌗。

一、常规检查

(一) 常规检查——口外

口外检查是口腔检查的第一步，面部的对称性、关节区的对称性、张口时的下颌运动轨迹、关节的摩擦音、关节弹响等都是提示咬合问题的信号。

案例，主诉正畸治疗后牙龈退缩伴左侧关节弹响4年余。

检查面部不对称(图3-1a)，下颌中线左偏，开口型左偏(图3-1b)。

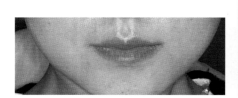 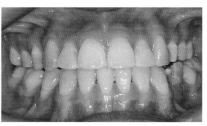

图 3-1a　　　　　　　　　　　　　图 3-1b

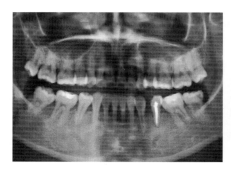 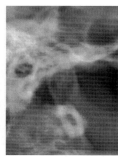

图 3-1c　　　　　　　　　　　　　图 3-1d

X线影像示前牙骨吸收重于后牙(图3-1c)，左侧关节影像较右侧模糊(图3-1d)。

对患者兼有咬合、神经肌肉、颞下颌关节多种体征和症状时，不要忽略它们，不要将它们割裂，需根据咀嚼系统内的有机联系，综合分析，加以认识。

(二) 常规检查——𬌗型

𬌗型检查需从生物物理学角度分析来理解𬌗型的临床意义，上下牙间应有适当的覆𬌗、覆盖以及引导角度。覆𬌗越深，引导角度越大，下颌运动的垂直高度越大(图3-2a)。覆盖越大，引导角度越小，下颌运动的垂直高度越少(图3-2b)。上切牙的形态学倾斜角度一般不超过60°(图3-2c)，向后逐牙倾斜角度递减。倾斜角度和下颌运动的垂直高度也反映着髁导的运动轨迹。

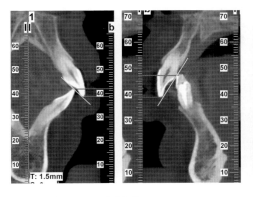

图 3-2a

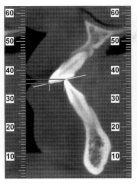
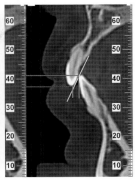

图 3-2b

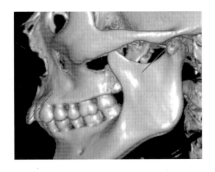

图 3-2c

1. 开殆 原因较多。除了不良习惯、鼻喉因素，还应考虑髁突高度及水平肌链的因素(图 3-3)。

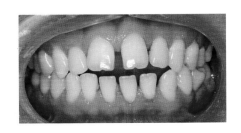

图 3-3

2. 闭锁殆 24 缺失，25 漂移与 35、36 形成锁殆，25 牙龈退缩、红肿、缘突(图 3-4)。

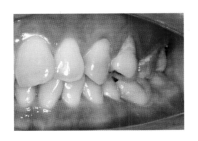

图 3-4

3. 反𬌗　牙列拥挤不齐,下颌运动干扰。牙龈退缩、缘突,牙松动,牙颈部缺损、磨耗不明显(图 3-5a),相应牙牙槽骨破坏严重(图 3-5b)。

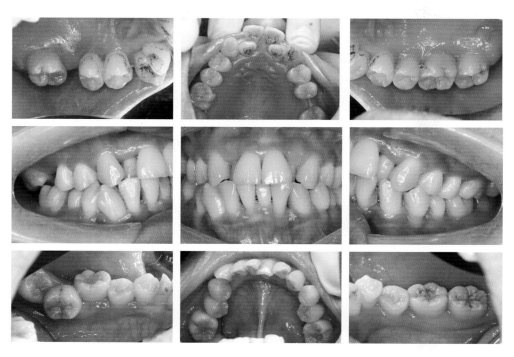

图 3-5a

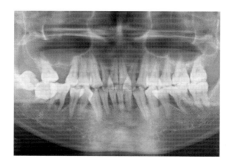

图 3-5b

4. 图 3-6a 组图示前牙后牙不同程度的覆𬌗覆盖及引导角度。这些不同程度的覆𬌗覆盖及引导角度表现出不同的接触状态,这些不同的接触状态影响着下颌运动,与相应的异常𬌗力有关系,与发生干扰有关系,也影响着咀嚼的承载力和方向。临床表现出不同程度的牙松动,牙颈部缺损,磨耗,裂纹,牙龈红肿,牙龈退缩,缘突表现(图 3-6a)。

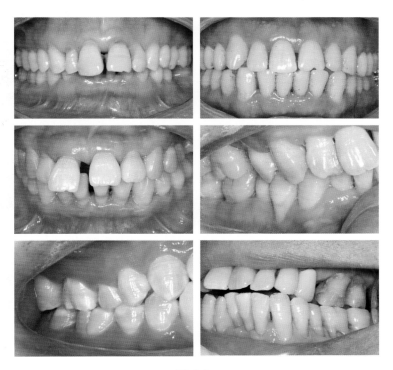

图 3-6a

5. 前牙咬合承受非牙轴向力过大,前牙前突移位,牙间隙增大,牙松动(图 3-6b),X 线片示前牙牙槽骨吸收重于后牙(图 3-6c)。

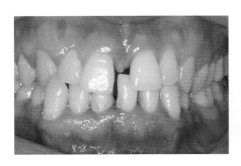
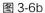

图 3-6b

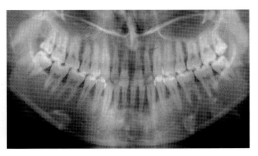

图 3-6c

6. 图 3-6d 示后牙左右覆骀程度不一,侧方运动时会有差异。

7. 图 3-6e 示由于磨耗出现覆骀覆盖的改变(右上图)以及咬合的接触面改变(右下图),下颌运动会受到影响。当覆骀覆盖改变过大,髁导轨迹也可能会作出相应调整。临床可出现相应表现。注意上颌舌侧下颌颊侧骨吸收较重。

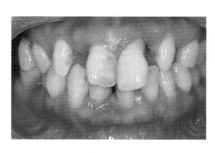
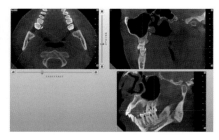

图 3-6d　　　　　　　　　　　图 3-6e

骀型是对骀的形态学观察,面对各种骀型,先看是否属于稳定骀,如是不稳定骀,应予医疗考虑。

(三) 常规检查——牙和牙列

牙的形态位置方向,牙尖的高度陡度,牙的损伤表现,不明原因的牙松动,牙列的排列,骀平面的状态都是通过生物物理学用于是否可能存在骀创伤分析的元素。牙的磨耗、裂纹、颈部非龋性缺损等是提示咬合存在问题的早期信号。

1. 牙列拥挤,咬合异常,运动时出现多个方向的引导间的不协调。12 因松动脱落。

33、43 与对骀牙磨耗、牙龈退缩、红肿、牙颈部缺损与咬合状态相关(图 3-7)。

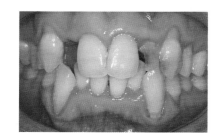

图 3-7

2. 11 松动,11、21 牙面垂直向裂纹,舌侧磨耗并也见垂直向裂纹,对骀牙切缘磨耗、裂纹、非龋性颈部缺损,牙龈红肿、缘突。多个邻牙也可见裂纹、非龋性颈部缺损及牙龈改变。提示异常骀力过大(图 3-8)。

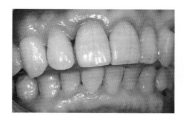
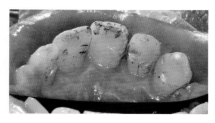

图 3-8a　　　　　　　　　　　图 3-8b

3. 上前牙舌倾，下前牙随牙槽骨过度萌出，中性区失调。上切牙的形态学倾斜角度陡峭，上下切牙间间隙减小，船平面形成台阶式的咬合，双侧后牙舌倾，接触部位发生变化并磨耗，牙龈红肿。Spee 曲线和 Wilson 曲线形态容易产生干扰(图 3-9)。

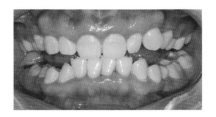

图 3-9

（四）常规检查——牙龈

当牙龈受到异常作用于牙颈部的船力，可以出现红肿、缘突、龈退缩、龈裂，临床遇到这些表现应考虑到船的问题。但是这些表现不是只有船问题时才出现，因此需要结合症状和其他体征综合分析进行判断。

1. 33 与对船牙的牙龈退缩、缘突，牙颈部缺损、磨耗与其咬合关系相关(图 3-10)。

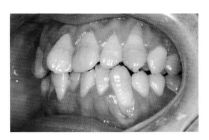

图 3-10

2. 13、14、15 舌倾，颊尖舌面与对颌牙颊面接触，17 颊倾，相应的牙龈红肿、缘突，X 线片示对应的牙周膜增宽，骨白线有不同改变。(图 3-11)

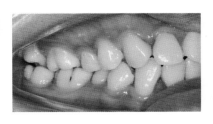 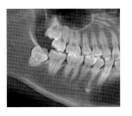

图 3-11a   图 3-11b

（五）常规检查——咬合接触

不符合生物物理学的咬合接触失代偿后发生咬合创伤。例如个别牙先于其他牙发生接触，牙间交错位时受力大于其他牙，有的静态时接触正常，动态时发生干扰。因此在检查咬合接触时，不仅只注意静态关系，还要关注动态关系与平衡关系。

1. 前牙早接触(图 3-12) 下前牙松动,牙龈红肿(图 3-12a),32 伸长,牙槽骨吸收较重(图 3-12c),提示与前牙干扰(图 3-12b)相关。

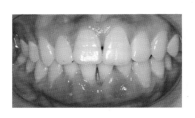

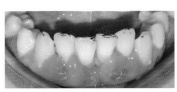

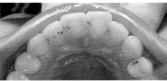

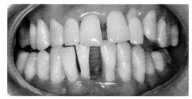

图 3-12a   图 3-12c

图 3-12b

2. 借助显微镜可更清楚地观察后牙各点面的接触情况和磨耗程度,有助于精准调𬌗(图 3-33c)。

3. 下颌运动时前牙干扰(图 3-13,图 3-14) 31 牙松动、牙龈退缩。检查牙尖交错𬌗时 31 与对𬌗牙无接触(图 3-13a),但前伸时发生干扰(图 3-13b)。

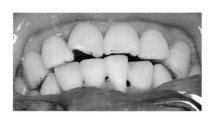

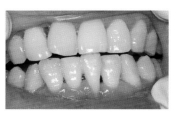

图 3-13a   图 3-13b

牙尖交错𬌗时 41 与 42 间无间隙(图 3-14a),向右侧方运动时 41 因干扰向中线松动,41 与 42 间出现间隙(图 3-14b)。

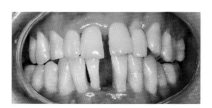

图 3-14a   图 3-14b

4. 后牙偏斜接触（图 3-15）　伸长的 27 与 36 远中面发生偏斜接触，36 远中面磨耗。偏斜干扰导致局部牙槽骨吸收，其前推力易致前牙创伤。

5. MCP 与 ICP　检查时患者头位与地面平行，下颌放在姿势位，放松态，缓慢轻轻闭合至牙齿刚一接触时即停。此为肌接触位（MCP），若此时仅个别牙接触，为早接触。

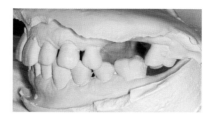

图 3-15

从早接触点滑向稳定接触即牙尖交错位（ICP），如果肌位牙位不一致，说明牙尖交错位不正常，需要肌肉调节才能达到牙尖交错位。

牙尖交错位是以牙接触关系的定义，后退接触位是以髁突关节位的定义，肌接触位是以咀嚼肌功能状态的定义。当三者不和谐需要协调时，临床多以修正牙形态来适应肌肉和关节，这是调𬌗的原理和要遵循的原则。

（六）常规检查——咬合负荷过重、𬌗创伤症候群组合表现

牙磨耗、釉质裂纹、牙颈部缺损、龈缘红肿、牙龈缘突、牙龈退缩、牙周膜增宽、骨白线改变、垂直性骨吸收、牙移位松动等表现常预示着咬合负荷过重或𬌗创伤，临床往往以不同的组合形式出现。

当发现一种表现时，需进一步查找更多的支持证据，才能正确判断有无𬌗创伤，对轻症𬌗创伤更要细致。

图 3-16 示𬌗创伤症候群：牙磨耗、牙颈部缺损、牙龈缘突、牙龈退缩，上下成对出现（图 3-16a）。相应部位牙周膜、牙槽骨吸收改变。36 根分叉暗影低于两侧邻间牙槽骨水平吸收，此可受旋转力所致。38 过萌引起后牙干扰（图 3-16b）。

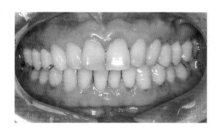

图 3-16a

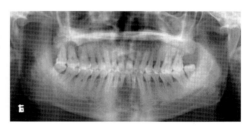

图 3-16b

（七）辅助材料——咬合纸

咬合纸是临床最常用的检查方法，将𬌗接触点印记在牙或修复体上，可以用在静态检查，也可以用在动态检查，需要注意的是对这些印记作出正确的判断。

1. 接触印迹可反映主动中央牙弓、被动中央牙弓的对𬌗关系，ICP 时大而广泛的接触印迹通常提示存在咬合问题。37 的印迹示接触位点异常（图 3-17）。

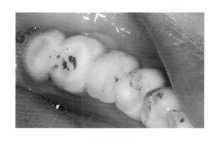

图 3-17

2. 22 扭转松动,牙尖交错殆时 22 与对殆无接触,但咬合印记显示侧方运动时 22 是主要引导牙(图 3-18)。

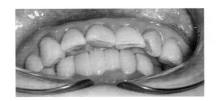 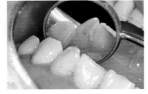

图 3-18a   图 3-18b

3. 咬合纸显示前牙接触情况,患者牙龈红肿与早接触有关(图 3-19a)。注意蓝色印记呈圈状,圈中心的无色区才是受力接触点(图 3-19b)。

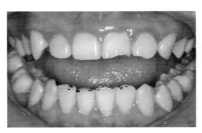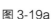 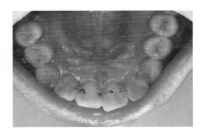

图 3-19a   图 3-19b

(八)辅助材料——咬合蜡片
咬合蜡片可在体外观察牙接触情况,尤其有助于闭合时对后牙舌侧牙了解。

图 3-20 咬合蜡片反映了闭合时后牙舌侧牙尖静态接触情况(图 3-20a~c)和左侧运动时的牙尖移动轨迹(图 3-20d)。

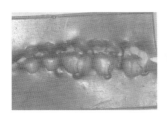 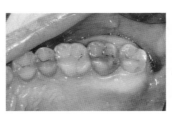 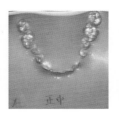 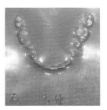

图 3-20a   图 3-20b   图 3-20c   图 3-20d

咬合蜡片辅助食物嵌塞的选磨病例详见第四章。

二、影像学检查

影像学检查包括根尖片、全景片、CT。CT 可从三维不同角度、不同层面反映咬合的情况以及咬合与创伤的关系，但影像科发的报告片信息有限，有时需要调阅拍片数据查看。目前临床上二维 X 线检查仍是最常用的方法，从二维片上最大限度地去获取有效的参考信息仍然是重要的基本功。

X 线片内容应涉及：牙（龋、不良修复体或充填体、根长、根形态、是否根折、咬合面等）；牙周（牙周膜、根分叉、根尖周、根间距等）；骨吸收（类型、程度、分布、骨下袋、骨密度、骨白线、上颌后牙与上颌窦的关系等）。根尖片观察局部，全景片观察全口，并且还可通过对𬌗初步分析咬合关系以及颞下颌关节。

（一）根尖片

1. 46 远中根龋充填不良，根分叉病变，近中垂直骨吸收，45 弯曲根，骨吸收约根长 2/3，余牙周膜增宽，46、47 近中倾斜，远中高于近中，𬌗面呈阶梯状，止接触改变，𬌗力不能均匀传递，易发生干扰（图 3-21）。

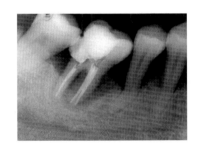

图 3-21

2. 46 金属冠，𬌗面形态改变，补偿曲线改变，46 近中根折，根分叉暗影，远中根龋、水平骨吸收，各牙间根间距不等（图 3-22）。

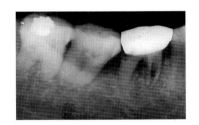

图 3-22

3. 34 侧穿，冠修复改变𬌗面形态，牙槽骨水平吸收达根长的 1/2，垂直骨吸收至根尖（图 3-23）。

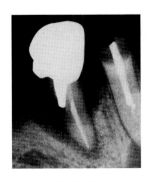

图 3-23

31

4. 一些殆面充填后引起的牙槽骨变化,与其殆面接触改变失代偿有关。16 银汞充填,咬合面见咬合高点,注意高点位置和对殆关系以及相应牙的骨破坏(图 3-24,图 3-25)。

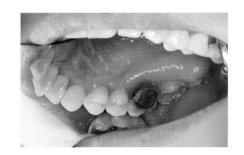

图 3-24

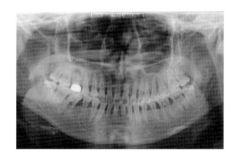

图 3-25

(二) 骨下袋的判断

通过二维 X 线片的立体判断(图 3-26~图3-31,其中 b 为模型所拍影像,密度较骨影像有差异,但可帮助理解)。

1. 一壁袋(颊舌向) 根间冠方骨密度降低,根间根方骨密度正常,低密度与正常骨密度间多反差较大。骨密度大小反映现存骨量多少(图 3-26)。

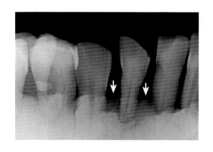

图 3-26a

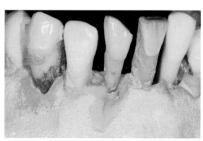

图 3-26b

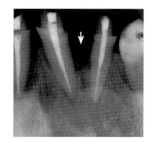

图 3-26c

通常低密度与正常骨密度间界线较清晰,可与二壁袋(骨面无缺损)鉴别。

2. 一壁袋（近远中向）　根间一侧骨密度大，一侧完全无骨密度（图 3-27）。

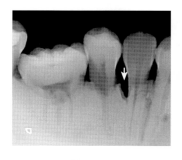

图 3-27a

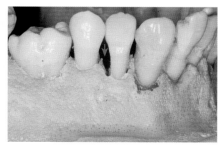

图 3-27b

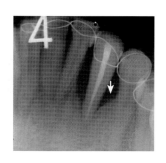

图 3-27c

3. 二壁袋（骨面有缺损）　根间一侧骨密度大，一侧有低的骨密度，其间界线清晰（图 3-28）。

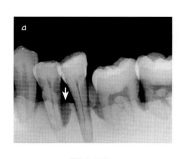

图 3-28a

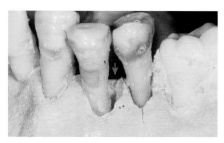

图 3-28b

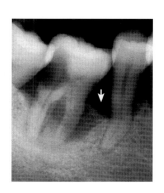

图 3-28c

一侧有低的骨密度可与一壁袋（近远中向）影像区别。

4. 二壁袋（骨面无缺损）　两牙根间骨密度均匀降低，降低的密度渐向根方移行，与正常骨密度无明显界线（图 3-29）。

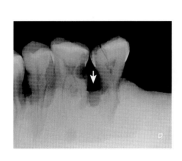

图 3-29a

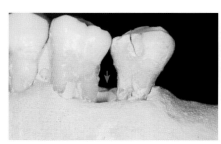

图 3-29b

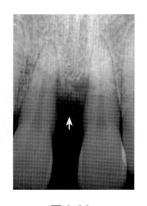

图 3-29c

5. 三壁袋 根间一侧骨密度大,一侧有低的骨密度,其间界线不清晰(图 3-30)。

27 近中角型骨密度降低,与邻近正常骨密度间无清晰的棱角界线,术中证实为三壁袋(图 3-30c,d)。

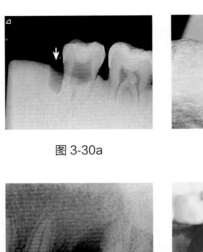

图 3-30a   图 3-30b

图 3-30c   图 3-30d

与邻近正常骨密度间有无清晰的棱角线是三壁袋与二壁袋(骨面有缺损)影像的区别点。

6. 复杂袋 36 近中垂直骨吸收,冠方高低骨密度间界线清晰为二壁袋,根方高低骨密度间界线模糊为三壁袋,近中根牙周膜增宽,根分叉受累。36、37 间靠近 36 远中根为颊舌向一壁袋(图 3-31)。

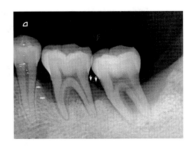

图 3-31

(三) 全口牙位曲面体层 X 线片

1. 上下颌牙槽骨不同程度吸收,前牙牙周膜增宽,后牙根分叉暗影,牙有伸长、有漂移,牙尖交错位紊乱,止接触改变,Spee 曲线、Wilson 曲线均改变(图 3-32)。牙的接触形式和承载特点也发生改变。注意观察牙周改变与咬合紊乱间的关系。

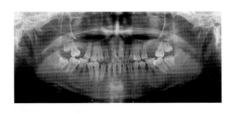

图 3-32

2. 图 3-33a 主要显示 36,46 的远中弧形骨吸收,上颌对殆牙也已吸收至根尖。CT3D 重建示后牙的咬合与骨破坏情况(图 3-33b)。照片示显微镜下观察 16、46;26、36殆面磨耗及劈裂与接触关系(图 3-33c)。

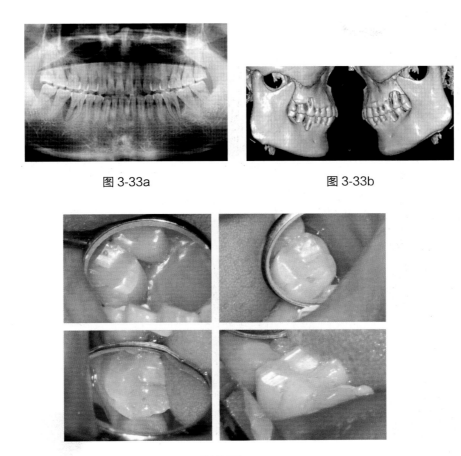

图 3-33a　　　　　　　　　　　　　　　图 3-33b

图 3-33c

3. 前牙牙槽骨吸收明显重于后牙,此类影像多有前牙咬合创伤(图 3-34;见图 3-50)。

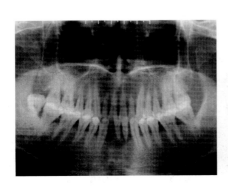
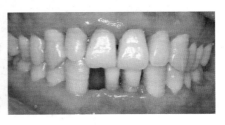

　　　　　　　　　　　　　图 3-34b

图 3-34a

35

4. 全景片示左侧上下前牙骨吸收较重,结合临床,相应左侧前后牙牙龈退缩、缘突,颈部牙体缺损,牙磨耗。44、45 牙周膜增宽也与其磨耗、牙龈退缩、颈部牙体缺损对应(图 3-35)。

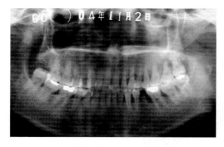 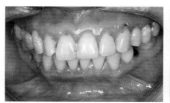 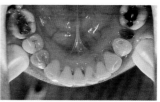

图 3-35a   图 3-35b

5. 16、46 尖 - 尖接触,46 垂直性骨吸收,根分叉暗影,对殆牙骨吸收。结合临床,分析咬合与近中根龈退缩的关系(图 3-36)。

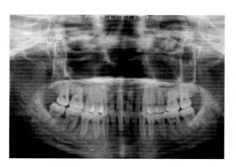 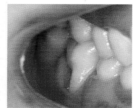

图 3-36a   图 3-36b

牙周膜增宽伴骨白线消失提示存在创伤,严重者呈垂直性骨吸收。牙周膜增宽伴骨白线增强被认为是适应的表现。此类表现应结合临床,关注咬合力走向,防止牙周进一步破坏。

(四) CT

CT 可以立体的观察牙槽骨破坏情况,观察咬合面的接触情况,还可以观察颞下颌关节情况,综合分析促进牙周破坏的因素和咬合系统各成分之间的影响。

1. 对牙槽骨的观察

(1) 对牙槽骨高度的认识(图 3-37):二维 X 线片可见上前牙骨密度降低,骨白线欠清晰(图 3-37a),水平断层片可见 12-22 唇面牙槽缺失(图 3-37b)。二维片上反映仅是舌侧骨高度的影像。

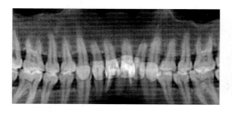 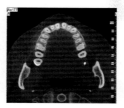

图 3-37a   图 3-37b

(2) 对牙槽骨密度的认识(图 3-38):CT 可以明确二维片上骨密度降低的原因。水平断层片可见 17、18 间骨密度降低是由于颊侧骨硬板吸收所致;26、27 间骨密度降低是由于骨松质吸收造成,易形成二壁袋(骨面无缺损)(图 3-38a)。CT 可以测量目标区域骨相对密度的大小(绿线条),以高低曲线显示。红点密度最低,蓝点密度最高(图 3-38b),并可显示最高最低密度值(图 3-38c)。

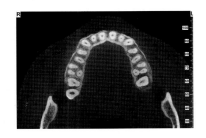

图 3-38a

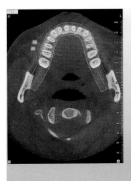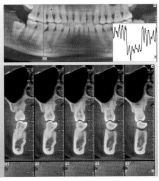

图 3-38b

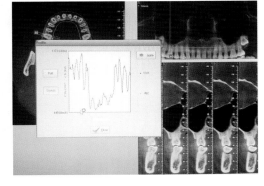

图 3-38c

(3) 对骨下袋的认识(图 3-39):二维 X 线片上 46 近中垂直骨吸收,吸收区冠根处骨密度有差异。水平断层片可见冠方为二壁袋,根方为三壁袋。CT 可以测量目标区域的大小。

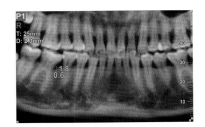

图 3-39a

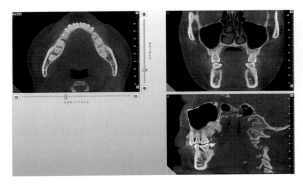

图 3-39b

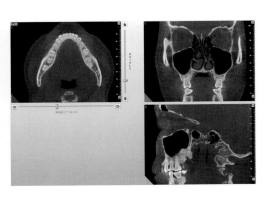

图 3-39c

2. 对咬合的分析(图 3-40~图3-43)

(1) 后牙接触方式与承载特点和骨吸收状态的关系。

牙槽骨吸收的状态与牙的接触方式和承载特点有关系。在后牙的接触中,以下颌颊尖颊面和舌面对上颌颊尖舌面和上颌舌尖颊面,下颌舌尖颊面对上颌舌尖舌面三点稳定的接触,有利于形成沿牙长轴向的殆力(图 3-40a)。若呈一点接触(图 3-40b)或两点接触(图 3-40c)形成与牙长轴有角度的殆力,则易发生压力侧骨吸收,张力侧骨破坏,其程度与力的大小和角度大小有关。

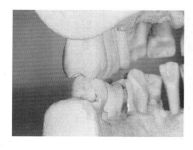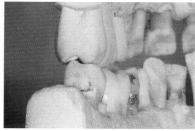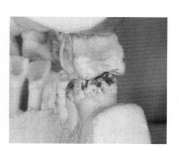

图 3-40a　　　　　　　　　图 3-40b　　　　　　　　　图 3-40c

在最终判断时,需要结合临床,综合该牙所受各分力的殆力的大小和方向决定。

(2) 前牙接触方式和骨吸收状态的关系。

当一颗牙收到两个不同方向的力时,可以产生旋转力造成牙槽骨破坏。后牙受到旋转力易发生根分叉部位的骨吸收(见图 3-47)。前牙受到的旋转力可通过CT验证。通过CT对前牙的检测,还可分析前牙的覆殆覆盖、切导角度、垂直运动距离等。

11 近远中分别与 41(图 3-41a,红线与红线框),42 接触(图 3-41b,红线与红线框),由于角度力度不同(图 3-41b,角度测量),对 11 形成旋转力,对前牙的骨吸收产生影响。

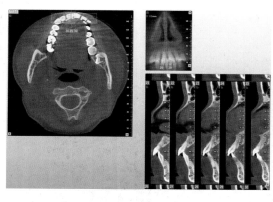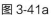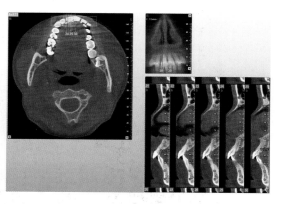

图 3-41a　　　　　　　　　　　　　图 3-41b

（3）干扰与骨密度的关系。

23、24、25 根间骨密度降低,查 23、24、25
与对殆牙存在干扰,干扰可以引起骨密度降低
（图 3-42）。

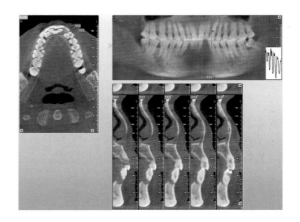

图 3-42

（4）殆力方向与骨吸收。

16、46 根尖 1/3 尚存骨影像（图 3-43a）,16 骨影像来自舌侧骨（图 3-43b）,46 骨影像来自颊侧
骨（图 3-43c）。

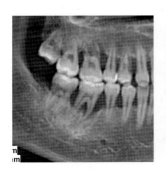

图 3-43a

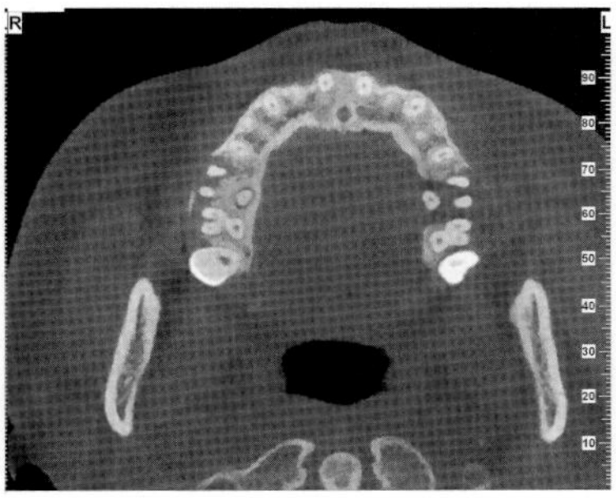

图 3-43b

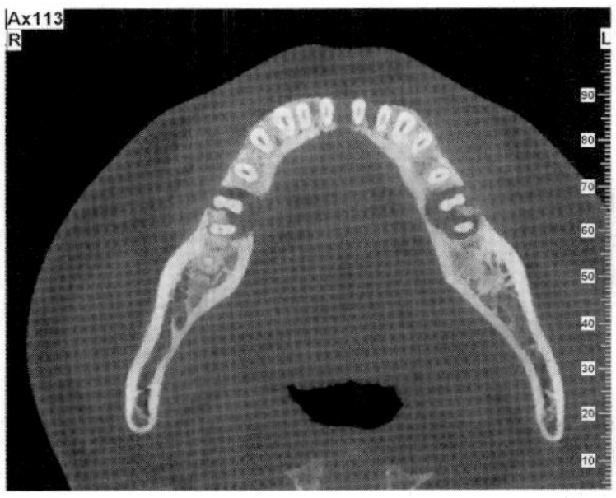

图 3-43c

3. 对称性分析（图 3-44）　左右同名牙咬
合不对称对牙周组织产生不良影响,注意骨
吸收表现。

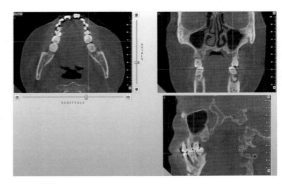

图 3-44

4. 对关节的认识(图 3-45) 对有咬合问题伴关节体征者,可通过 CT 综合分析。有的患者由肌肉引起的关节区疼痛,CT 影像可无异常,相应肌肉扣诊阳性。

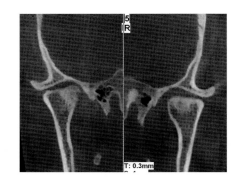

图 3-45

三、模型、面弓、(虚拟)殆架

取模型体外观察有助于对咬合认识并结合临床分析,但精确分析,需要通过面弓转关系到殆架上模拟静态和动态的咬合关系。所取模型还可通过计算机辅助设计于虚拟殆架上在体外多角度观察分析,模拟调殆。

1. 模型结合全景片分析咬合与牙周破坏的关系(图 3-46)。

模型示:右侧伸长的上颌第三磨牙与下颌第二磨牙远中面偏斜接触。左上后牙与对殆颊向偏斜接触(图 3-46a)。X 线影像示相应双下后牙牙槽骨吸收严重(图 3-46b)。

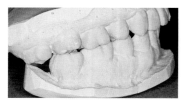
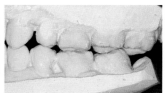
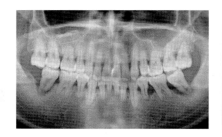

图 3-46a   图 3-46b

2. 临床表现结合全景片和模型分析咬合与牙周破坏的关系。(图 3-47)

左侧多牙牙颈部缺损,牙龈退缩,缘突,牙磨耗与其 X 线影像表现相对应(图 3-47a,b)。

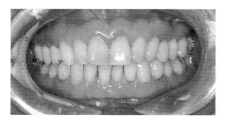
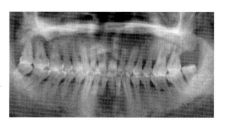

图 3-47a   图 3-47b

结合模型,左侧后牙的接触方式与临床和 X 线特征相关。36 根分叉暗影低于邻间骨水平和 36 与对骀牙产生的旋转力有关(图 3-47c,d)。

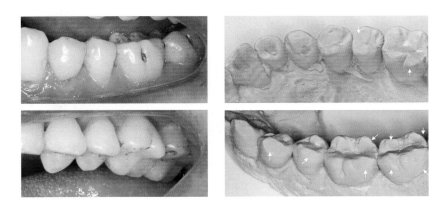

图 3-47c   图 3-47d

牙周炎的破坏具有部位特异性,原因不清。但是任何现象的存在都一定是有原因的,从上面病例看,咬合问题可能是引起"部位特异性"的一个因素。

四、数字化咬合力分析系统

数字化咬合力分析系统俗称骀力计。将咬合接触位点通过压力敏感片记录下来,可以反映最早接触点,最大接触面,最大咬合力,各牙位受力比例大小,左右工作侧平衡侧咬合状态,开骀时间,闭合时间和咬合过程中任两时间点的状况以及咬合运动情况等,分析张闭口障碍和多种咬合问题,为骀治疗提供重要的参考信息。

1. 数字化咬合力分析系统检测界面分为三大区域(图 3-48)

右上区域为咬合面受力的二维图像。咬合面可分为绿红(左右)两个象限或分为绿红蓝粉(左前右前左后右后)四个象限,受力位点和大小通过不同颜色显示在咬合面上。在咬合片的舌侧显示各牙位受力比例。图中红线显示咬合运动轨迹,反映咬合的平衡,偏离中间椭圆形圆圈越远,平衡越差。

左上区域为咬合面受力的三维图像,直观反映各位点的受力大小。

下方曲线图为咬合曲线,反映总咬合力与各象限咬合力的变化以及咬合时间(A-B)与开骀时间(C-D)。

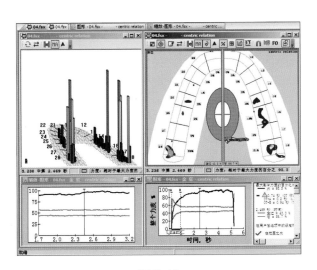

图 3-48

2. 数字化咬合力分析系统检查辅助诊断病例

患者下前牙松动,上切牙前突,间隙逐渐增大。检查下颌运动干扰,左侧运动不能。X 线片示下前牙骨吸收至根尖(图 3-49)。

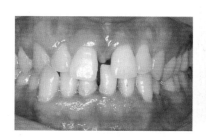

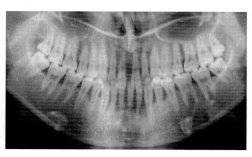

图 3-49a   图 3-49b

殆力计检查证实前牙早接触与干扰是导致切牙间隙增大、下前牙牙槽骨吸收的因素(图 3-50)。

殆力计检查:

图 3-50a 示早接触发生在切牙。

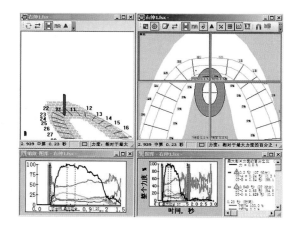

图 3-50a

图 3-50b 示牙尖交错殆时前牙受力过大。

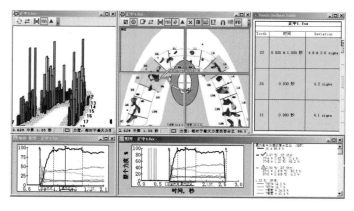

图 3-50b

图 3-50c 示前伸运动中切牙一直承载重力。

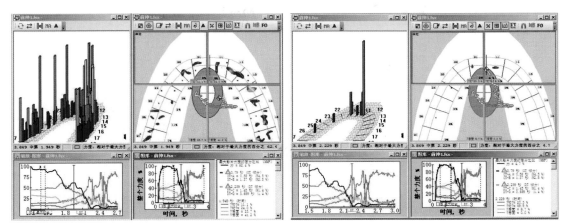

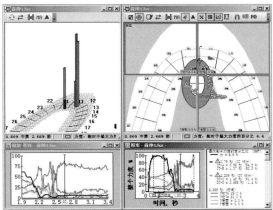

图 3-50c

图 3-50d 示左侧运动不能,实际运动轨迹偏右向前。

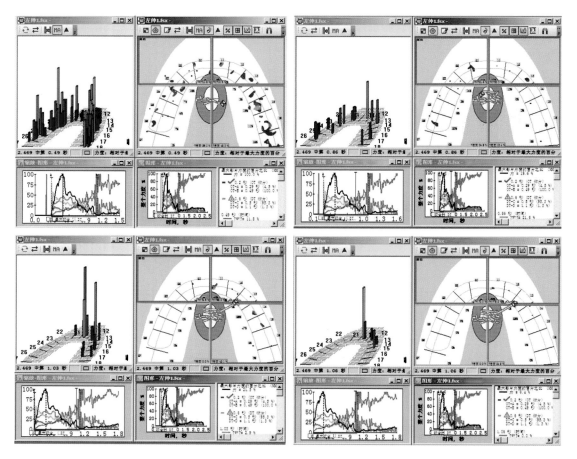

图 3-50d

图 3-50e 示右侧运动实际仍为切牙受力,方向向右。

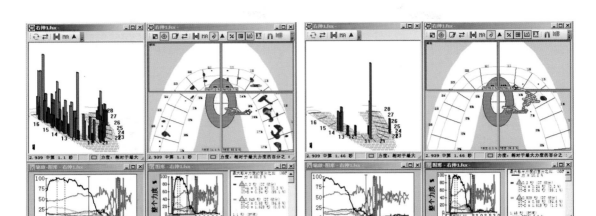

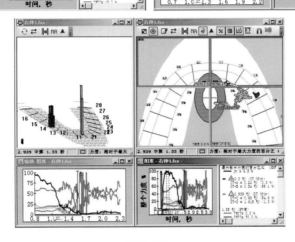

图 3-50e

辅助治疗病例见第四章。

五、咬合系统分析仪

可对下颌运动轨迹、神经肌肉、颞下颌关节等多项指标进行检查,有助于对咬合紊乱、神经 -肌肉 - 关节的分析和干预。疑似咀嚼肌的问题,需要结合临床,根据症状对相应的肌肉触、扣诊检查,阳性有助于诊断。

咬合系统分析仪的检查与治疗病例见第五章。

第四章

调 𬌗 治 疗

导读:本章以实例图解介绍正中𬌗干扰,运动干扰,食物嵌塞,过度磨耗以及咬合平衡的调𬌗方法、调𬌗技巧与注意事项。读完本章应能明确咬合干预的目标,知晓调𬌗方法,对简单的咬合问题有目的地进行调𬌗。

对单颗牙及牙周来说,咬合关系是它的生态环境。牙周炎时,如果生态环境得不到改善,牙周治疗很难获得真正良好的远期疗效。

一、咬合干预的目标

建立稳定的咬合和协调的动态咬合关系,尽可能的维护正中关系或适应性正中位,最大程度维持可能的健康。

为达此目标需要改变异常咬合刺激的方向和大小,使单个牙所受额外负荷最小化;消除所有的早接触或牙齿的偏斜接触,建立多处咬合接触,使𬌗力平衡分布;减轻牙松动,保证多方向下颌正常运动(无干扰)。

二、咬合干预的对策

1. 以现有多年已形成的调节平衡关系为基准,即在现有牙尖交错位基础上行咬合调整或咬合平衡,改善不稳定的接触因素,将咬合关系控制在代偿范围内或尽可能接近代偿范围,以消除或减轻𬌗创伤。

治疗的思路通常是首先调𬌗或松牙固定术,其次是通过正畸微移动(以牙周理念借助正畸手段)和修复重塑手段来稳定接触,许多疑难咬合需要用联合方法来治疗。

2. 对上述治疗不能解决的严重咬合问题或无牙颌可行咬合重建。重建咬合可以正中关系为基准,但应顾及现有多年已形成的调节平衡关系。咬合重建需注意患者是否已有 TMD,是否能有效地达到正中关系或适应性正中位。

3. 随着对咬合全面系统的认识,除了针对牙和牙列的方法,从神经-肌肉入手进行咬合协调干预也是一个新的关注点。

三、咬合干预常用方法的选择

咬合不适、牙松动、牙周膜间隙楔形增宽及骨硬板模糊和垂直性牙槽骨吸收是咬合治疗的主要考虑因素(表4-1)。尤其是牙松动合并牙周膜间隙增宽,被作为牙周咬合创伤指数。

表4-1　咬合调整方案

牙槽骨吸收	牙周膜间隙增宽	牙松动 / 干扰功能	自觉不适	考虑
+	−	+/−	−	可不予调殆治疗
−/+	+	+		调殆
+	−	+↑/+	+	牙周夹板
+↑		+↑		牙周夹板

↑:进行性松动

本书仅涉及调殆方法和技巧。

四、调殆前的考虑

发现原因,明确调殆位点。

相似的症状可能来自不同的原因,而不同的症状又可能来自相同的原因。咀嚼系统每一部分包括每一颗牙的位置、形状、排列以及它们的改变都有各自的原因。有些咬合能保持稳定而有些咬合则不能保持稳定也是有原因的。仅仅针对症状的治疗效果不可靠,针对原因进行治疗才可以得到长期稳定的疗效。

五、调殆方法

(一) 消除正中关系干扰

1. 早接触的调殆——前牙　上下切牙承载过强殆力时,原则上牙尖交错殆早接触,则调磨上前牙早接触点(图4-1)。

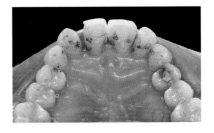

图 4-1

2. 早接触的调殆——后牙

(1) 早接触发生在支持尖与对殆牙窝或对殆牙尖的斜面(图4-2),调对殆牙窝或对殆牙尖的斜面(黑线)。即"调窝不调尖,调面不调尖"。

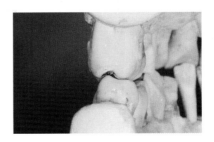

图 4-2

（2）早接触表现为轴面接触时（图4-3），调磨过突轴面（黑线），使承载力为牙长轴向，注意不要破坏溢食沟。

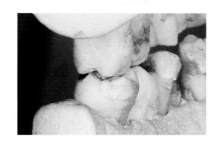

图 4-3

（3）若咬合面因磨耗形态异常，有碍牙尖交错的回位，需要修整形态（黑线），有助于牙尖回位（图4-4）。

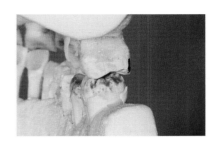

图 4-4

（4）上颌舌尖颊面（图4-5a）和下颌颊尖舌面（图4-5b）之间发生早接触时，上下均可调磨。

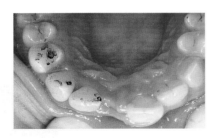

图 4-5a

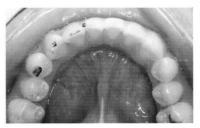

图 4-5b

（5）当早接触发生在斜面，向前滑动后达最广泛的咬合接触时（14/43），磨除上颌牙的近中斜面（14）或下颌牙的远中斜面（43）（图4-6）。

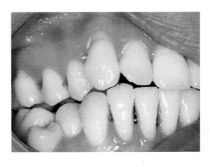

图 4-6

（6）当早接触发生在斜面，滑动后达最广泛的咬合接触，而在此过程中发生侧向偏离，调磨：①上颌牙的颊斜面（图 4-7a）或（和）下颌牙的舌斜面（图 4-7b）；②上颌牙的舌斜面（图 4-8a）或（和）下颌牙的轴面（图 4-8b）。

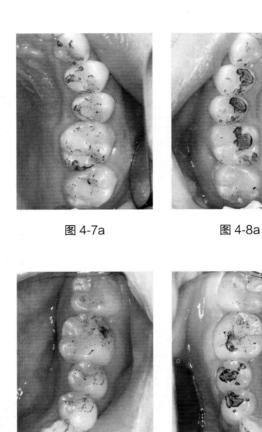

图 4-7a   图 4-8a

图 4-7b   图 4-8b

（7）由闭合过程中后牙接触产生唇向推力引起的前牙磨耗，通常调磨干扰的上颌后牙的近中面或下颌后牙的远中面。图 4-9 为伸长的上颌第三磨牙与下颌第二磨牙远中面的偏斜接触，考虑拔除上颌第三磨牙或调磨第三磨牙。

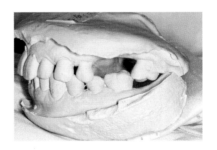

图 4-9

不同的接触状况，不同角度和强度的力，对上下颌牙体和牙周造成不同的影响。调磨需要改变咬合刺激的方向和大小，消除或减轻非轴向力，排除各方干扰，建立稳定咬合。注意牙尖斜面和髁道斜度存在着一定的关系。

（二）消除运动干扰——殆干扰的选磨

1. 上下切牙冠间自由度不足，前牙前伸干扰，调磨下前牙切缘和唇侧冠方斜面（可见干扰的磨耗面）和对殆相应干扰面（图4-10）。

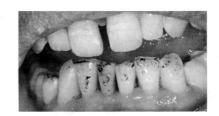

图 4-10

2. 前伸时后牙出现干扰，酌情调上颌磨牙（25）的远中斜面和下颌磨牙（36）的近中斜面（图4-11）。

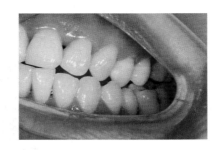

图 4-11

3. 后退位干扰，返回牙尖交错位时偏向移动，通常调上颌接触面（图4-12）。

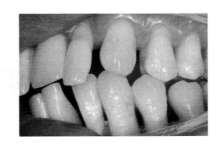

图 4-12

4. 排出侧方干扰

（1）当牙尖交错殆时下颌颊尖作为支持尖出现工作侧颊侧干扰时，调上颌颊尖（16）（图4-13）。出现工作侧舌侧干扰时，调下颌舌尖。

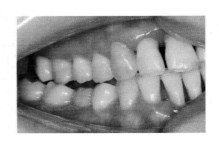

图 4-13

（2）当牙尖交错𬌗时下颌颊尖作为支持尖出现平衡侧干扰时，调上颌舌尖（16）（图4-14）。

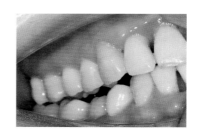

图 4-14

（3）当牙尖交错𬌗时上颌舌尖作为支持尖出现工作侧舌侧干扰时，调下颌舌尖（37）（图4-15）。出现工作侧颊侧干扰时，调上颌颊尖。

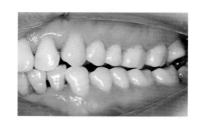

图 4-15

（4）当牙尖交错𬌗时上颌舌尖作为支持尖出现平衡侧干扰时，调下颌颊尖（38）（图4-16）。

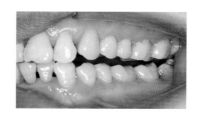

图 4-16

（5）当下颌颊尖和上颌舌尖作为支持尖出现工作侧干扰时，调上颌颊尖和下颌舌尖（24/34，26/36）（图4-17）。

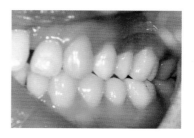

图 4-17

（6）当下颌颊尖和上颌舌尖作为支持尖出现平衡侧干扰时，调干扰的上颌舌尖和下颌颊尖（16/46）（图4-18）。

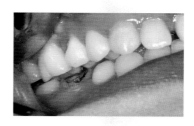

图 4-18

（三）食物嵌塞的选磨

1. 45、46 相邻呈台阶状,咬合时水平分力使得食物楔入牙间(图 4-19a)。

调𬌗时调磨 46 高出的近中边缘(蓝色),减小咬合时产生的水平分力(图 4-19b)。

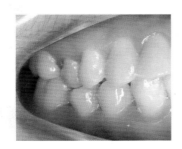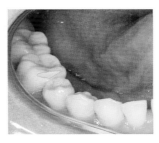

图 4-19a   图 4-19b

2. 充填式牙尖咬合时将食物楔入对𬌗牙间,调磨充填式牙尖,减小楔入的充填效应(图 4-20)。

主诉右上后牙食物嵌塞,时有胀痛。

检查:17、18 𬌗面不平,阶梯状(图 4-20a)。47、48 牙尖形状见图 4-20b。

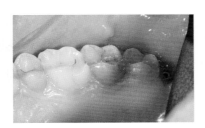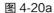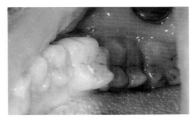

图 4-20a   图 4-20b

蜡片咬诊示 48 近中尖呈充填式牙尖(图 4-20c)。

调𬌗:调磨 17 远中台阶(图 4-20a),调磨 48 近中充填式牙尖(图 4-20 b)。

调𬌗后,患者自觉较前咬合舒适,食物嵌塞明显减轻。调𬌗前后蜡片咬诊比较见图 4-20c 和图 4-20d。

调𬌗前   调𬌗后

图 4-20c   图 4-20d

（四）磨损牙的选磨

当牙殆面磨损，牙颊舌径增加，需要改善面式接触，重塑牙外形。

图4-21示46殆面磨耗，尖窝不明显，颊舌径增宽。

调磨考虑：恢复颊舌径，将被磨成锐利边缘的冠缘嵴调磨圆钝，酌情延伸向根方扩展修整外展间隙。调磨时注意保留溢食沟，如果溢食沟不显，重建或加深溢食沟，注意从沟边向两侧近远中移行颊面呈外形凸度圆弧状的解剖形状，溢食沟向冠方移行与殆面沟相连。检查接触点，需要时调磨近远中斜面，恢复殆面形态。注意一般不可伤及牙尖尖端。

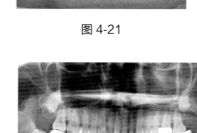

图 4-21

（五）咬合平衡的选磨

主诉修复后咬合不适（图4-22a）。

图 4-22a

1. 咬合印记示咬合接触点（图4-22b）。

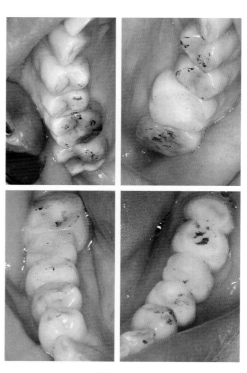

图 4-22b

2. 𬌗力计示左右咬合不平衡。

图 4-22c 示最早接触点。图 4-22d 示牙尖交错𬌗时的接触位点和力度大小，患者咀嚼力右侧大于左侧（右侧咀嚼力占 56.7%，左侧占 43.3%）。

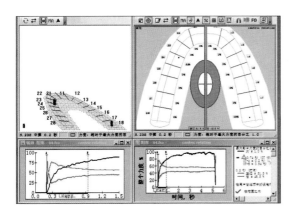

图 4-22c　　　　　　　　　　　　　　　图 4-22d

3. 调𬌗后的咬合印记见图 4-22e。

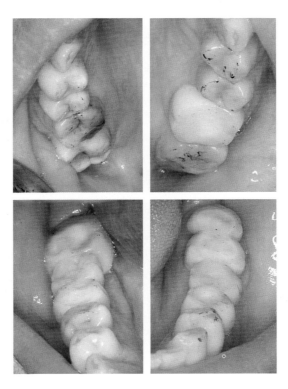

图 4-22e

4. 调𬌗后最早接触呈多点接触(图4-22f),牙尖交错𬌗时接触位点和力度对称分布,左右侧𬌗力平衡(与调𬌗前比较,图中红绿线重叠,右侧咀嚼力占51.1%,左侧占48.9%,二维图中心花色图标轨迹位于中心圆圈内)(图4-22g)。

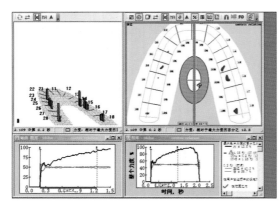

图 4-22f   图 4-22g

六、调𬌗技巧与注意事项

1. 在情况不确定时,请不要调𬌗。

2. 调𬌗前需与患者有足够的沟通。

3. 调𬌗不是"砍山头",要以等高线下调,尽量保持原有形态。因为每个窝、沟、嵴、坡、面都有它的生物学意义。

4. 首先调整正中干扰,消除所有后牙斜面接触,保留中心止点并使得它们通过切导接触分离。

5. 早接触调磨时,如果支持尖形态正常,一般不降低支持尖,而调对𬌗牙窝或非支持尖的斜面。虽然"调窝不调尖,调面不调尖",但若需要调磨的牙健康,而非调牙不健康,则应调磨不健康牙:"调坏不调好或多调坏少调好"。

6. 调𬌗应注意恢复𬌗面颊舌向宽度,不应增加其宽度。

7. 上述方法虽具体,但也应作为原则。不可教条。如早接触发生的支持尖是最早接触点时,先小心调至与其他支持尖同高;调面时,如果是引导斜面,不可轻易改变合适的引导关系。另外,还要注意不同𬌗型的差异,以防调磨后出现运动干扰。

8. 了解后牙的运动轨迹对后牙的干扰调磨有参考意义,可在一定程度上减少盲目性。

第五章
临床病例解析

病例一　殆创伤诊断病例

主诉:前牙松动、下前牙牙龈退缩。

检查:深覆殆,上切牙漂移,牙间隙增大,11、31、41牙松动(图5-I1)。

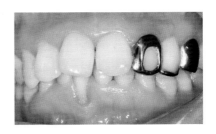

图5-I1

41牙龈退缩,红肿缘突,切缘磨耗不平(图5-I2)。

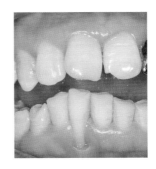

图5-I2

11、21舌侧滑动磨耗印迹,近切缘处因磨耗变薄,21近中切缘缺迹,11颈部近龈缘处与下切牙接触处见磨损凹迹(图5-I3)。

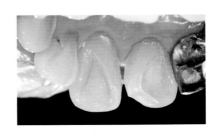

图5-I3

图 5-2-4 示前牙前伸干扰(图 5-I4)。

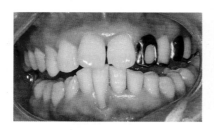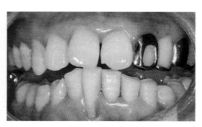

图 5-I4a   图 5-I4b

分析:深覆𬌗,牙尖交错𬌗时 41 切端位于 11 颈部近龈缘磨耗凹迹处,提示缺乏长正中。前牙早接触与运动干扰导致牙磨耗,牙松动扭转,唇侧牙槽骨吸收、牙龈退缩。虽无影像学证据,𬌗创伤诊断也可成立。

病例二　切牙调𬌗病例

患者,24 岁女性,主诉刷牙出血 1 年多(图 5-Ⅱ1)。

检查:前牙牙龈红肿缘突,牙磨耗(+),31、41 牙间隙增大,上下前牙松Ⅰ°。(图 5-Ⅱ1)。

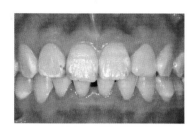

图 5-Ⅱ1

前牙静态接触位点见咬合印记(图 5-Ⅱ2)。

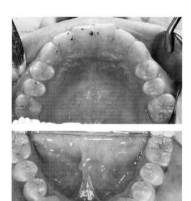

图 5-Ⅱ2

X 线片示上下前牙牙周膜增宽(图 5-Ⅱ3)。

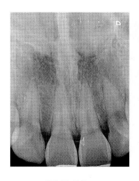
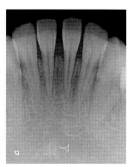

图 5-Ⅱ3a　　　　　图 5-Ⅱ3b

前伸、侧方运动时前牙存在干扰(图 5-Ⅱ4)前伸干扰轨迹印记见图 5-Ⅱ5。

处理:调磨 11、41 干扰面(图 5-Ⅱ5)。

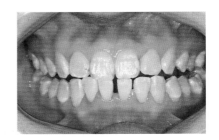

图 5-Ⅱ4

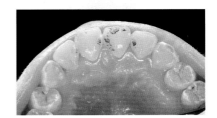

图 5-Ⅱ5

继续查右侧方运动时,11 仍存在干扰(图 5-Ⅱ6)。

处理:调磨 11 侧方干扰点(图 5-Ⅱ6)。

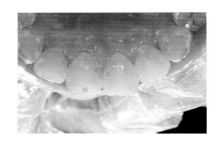

图 5-Ⅱ6

分析: 该患者存在咬合干扰体征和症状,干扰作用与牙松动有关,也与 31、41 牙间隙增大可能有关,考虑首先应去除前伸干扰。有时干扰不是单一存在,应注意多重干扰的存在。

病例三　尖牙和前磨牙调𬌗病例

患者,20岁男性,主诉下颌牙牙间隙逐渐增大两年。

检查:牙龈红肿缘突,43、44牙间隙增大,牙磨耗(+)(图5-Ⅲ1)。

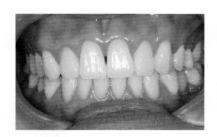 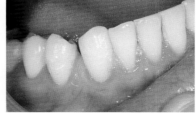

图5-Ⅲ1a　　　　　　　　　图5-Ⅲ1b

X线片示12、13、43、44牙周膜增宽(图5-Ⅲ2)。

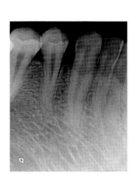 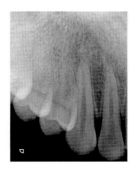

图5-Ⅲ2a　　　　　　　　　图5-Ⅲ2b

13静态接触位点见咬合印记(图5-Ⅲ3)。

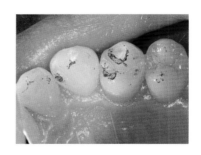

图5-Ⅲ3

前伸时 13、44 干扰(图 5-Ⅲ4),13 干扰轨迹印记见图 5-Ⅲ5。

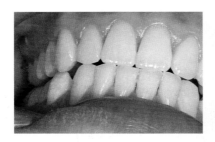

图 5-Ⅲ4

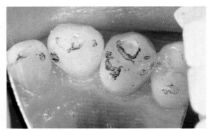

图 5-Ⅲ5

处理:调磨 13 远中、44 近中干扰面(图 5-Ⅲ6)。

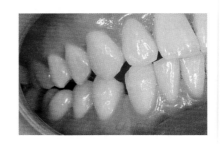

图 5-Ⅲ6

分析: 局部存在咬合干扰体征,干扰作用与 43、44 牙间隙增大存在关联,应是促使牙间隙增大的一个因素并仍起着促进作用。考虑去除促进因素。

病例四　磨牙调𬌗病例（咀嚼肌疼痛诊疗病例）

主诉:后牙种植修复后头痛。

病史:右下后牙种植修复后,其前一颗牙劈裂,之后出现右侧头痛。

检查:右上后牙不均匀磨耗(图 5-Ⅳ1),47、46修复牙形状、大小,高低见图 5-Ⅳ2,45 颊尖劈裂,后牙咬合见图 5-Ⅳ3。

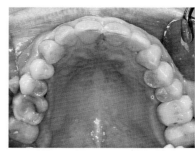

图 5-Ⅳ1

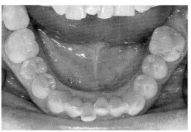

图 5-Ⅳ2

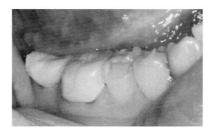

图 5-Ⅳ3

　　治疗:右后牙调磨后,头痛(颞肌痛)消失。

　　分析:如前所述,咬合不协调的刺激,使得肌肉调节代偿,肌肉的强烈收缩会引起疼痛。去除咬合不协调的刺激,肌肉不再强烈收缩,肌肉痛随即消失。

病例五 牙周炎诊疗病例

一、初诊

时间:2011-12-29

主诉:牙龈出血牙松动,牙间隙增大3年多。口
外观面部不对称(图5-V1)张口时下颌左偏。

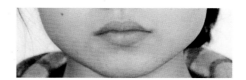

图5-V1

检查:牙龈红肿出血,牙列欠整齐,牙间隙增大(图5-V2)。

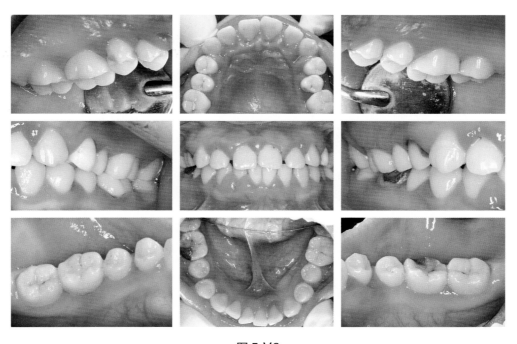

图5-V2

65

CT3D 重建示牙尖交错位异常（图 5-V3）。

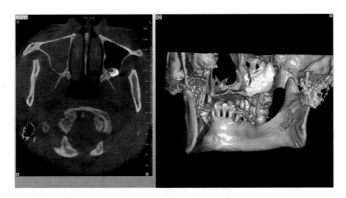

图 5-V3

CT 断层示牙槽骨广泛吸收,严重至根尖。右上颌窦炎症（图 5-V4）。

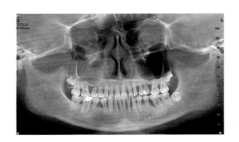

图 5-V4

图 5-V5 示探诊检查牙周各项指标（图 5-V5a）、初诊评估（图 5-V5b）、危险因素（图 5-V5c）。
诊断：慢性牙周炎

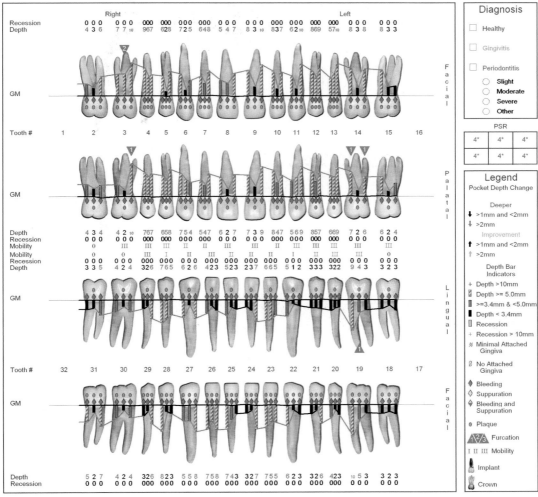

图 5-V5a

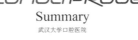

Summary
武汉大学口腔医院

Chart #:
Name:

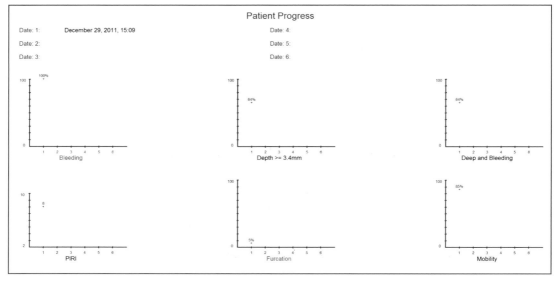

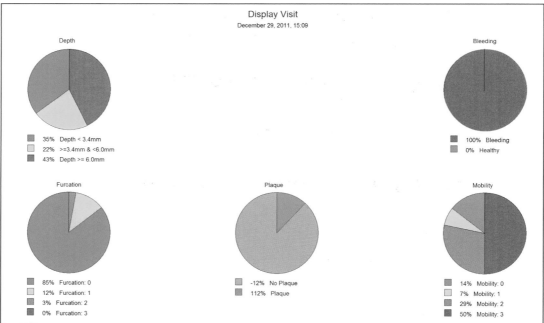

图 5-V5b

Periodontal Risk Assessment

武汉大学口腔医院

Chart #:
Name:
Date:
Age:
Notes:

Periodontal Exam Date:　December 29, 2011, 10:47

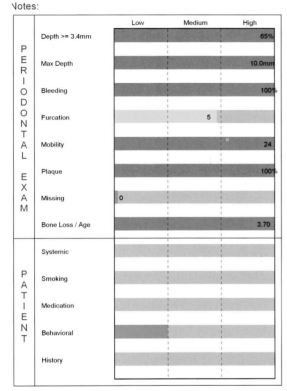

		Low	Medium	High
P E R I O D O N T A L E X A M	Depth >= 3.4mm			65%
	Max Depth			10.0mm
	Bleeding			100%
	Furcation		5	
	Mobility			24
	Plaque			100%
	Missing	0		
	Bone Loss / Age			3.70
P A T I E N T	Systemic			
	Smoking			
	Medication			
	Behavioral			
	History			

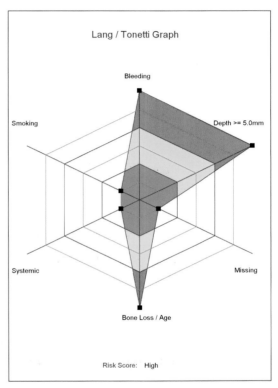

Lang / Tonetti Graph

Bleeding

Smoking

Depth >= 5.0mm

Systemic

Missing

Bone Loss / Age

Risk Score:　High

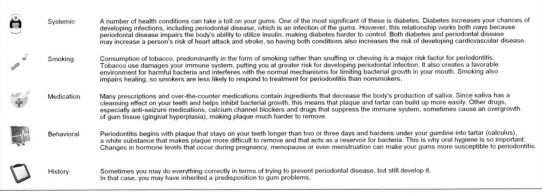

	Systemic	A number of health conditions can take a toll on your gums. One of the most significant of these is diabetes. Diabetes increases your chances of developing infections, including periodontal disease, which is an infection of the gums. However, this relationship works both ways because periodontal disease impairs the body's ability to utilize insulin, making diabetes harder to control. Both diabetes and periodontal disease may increase a person's risk of heart attack and stroke, so having both conditions also increases the risk of developing cardiovascular disease.
	Smoking	Consumption of tobacco, predominantly in the form of smoking rather than snuffing or chewing is a major risk factor for periodontitis. Tobacco use damages your immune system, putting you at greater risk for developing periodontal infection. It also creates a favorable environment for harmful bacteria and interferes with the normal mechanisms for limiting bacterial growth in your mouth. Smoking also impairs healing, so smokers are less likely to respond to treatment for periodontitis than nonsmokers.
	Medication	Many prescriptions and over-the-counter medications contain ingredients that decrease the body's production of saliva. Since saliva has a cleansing effect on your teeth and helps inhibit bacterial growth, this means that plaque and tartar can build up more easily. Other drugs, especially anti-seizure medications, calcium channel blockers and drugs that suppress the immune system, sometimes cause an overgrowth of gum tissue (gingival hyperplasia), making plaque much harder to remove.
	Behavioral	Periodontitis begins with plaque that stays on your teeth longer than two or three days and hardens under your gumline into tartar (calculus), a white substance that makes plaque more difficult to remove and that acts as a reservoir for bacteria. This is why oral hygiene is so important. Changes in hormone levels that occur during pregnancy, menopause or even menstruation can make your gums more susceptible to periodontitis.
	History	Sometimes you may do everything correctly in terms of trying to prevent periodontal disease, but still develop it. In that case, you may have inherited a predisposition to gum problems.

图 5-V5c

二、SRP 后牙周各项指标疗效评估

时间：2012-02-27

各项指标疗效比较（图 5-V6a）：

大于 6mm 深袋（花色）明显减少，小于 3mm 袋（黑色）明显增多。

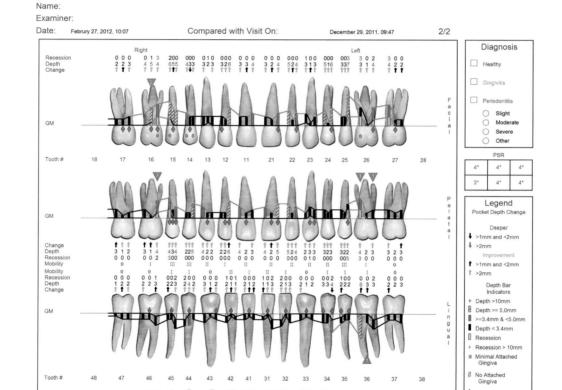

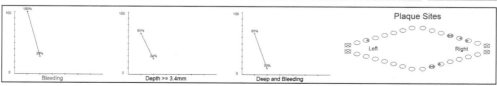

图 5-V6a

疗效评估(图 5-V6b)：

出血位点(右上红色圆)由百分之百减少到近 1/4。

牙松动(右下多色圆,红:Ⅲ,橙:Ⅱ,黄:Ⅰ)明显减轻。

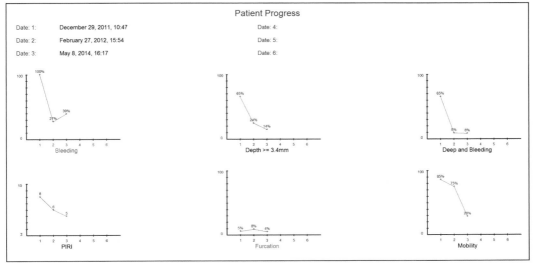

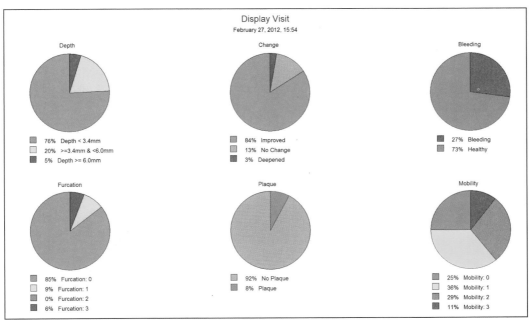

图 5-V6b

危险因素评估(图 5-V6c):

危险因素减低

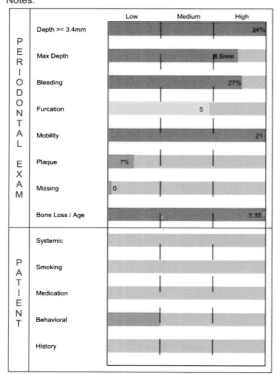
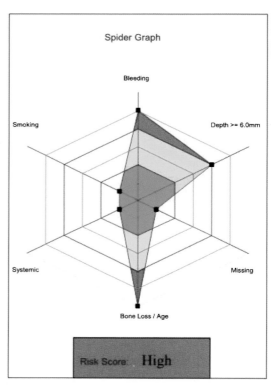

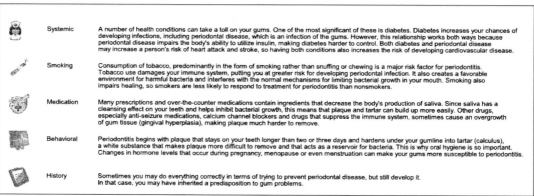

图 5-V6c

三、咬合系统分析仪指导下的咬肌协调

时间：2012-12-26

1. 咬合分析系统检查开口下颌轨迹严重左偏，偏斜达 13.7mm（图 5-V7a）。咀嚼肌松弛治疗后，开口下颌轨迹得到纠正（图 5-V7b）。

患者自觉舒适。

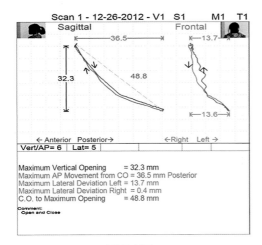

图 5-V7a　　　　　　　　　　　　图 5-V7b

2. 咬合分析系统检查开闭口速率较慢（图 5-V8a），咀嚼肌松弛治疗后，开口型改变，开闭口速率明显加大，见图中检测值（图 5-V8b）。

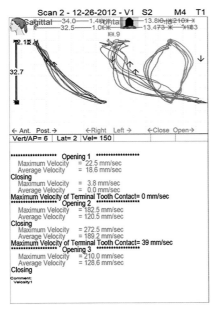
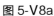
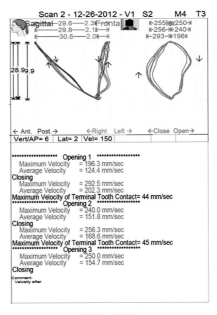

图 5-V8a　　　　　　　　　　　　图 5-V8b

3. 咬合分析系统检查双侧咀嚼肌肌电明显失衡,左侧胸锁乳突肌浅蓝色的肌电振幅达
59.4μV,占满整个篇幅(图 5-V9a)。咀嚼肌松弛治疗后,左侧胸锁乳突肌浅蓝色的肌电波振幅明
显减小,降至 3.7μV,双侧咀嚼肌肌电失衡明显改善(图 5-V9b)。

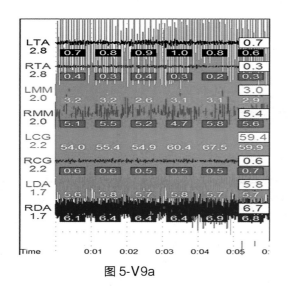

图 5-V9a

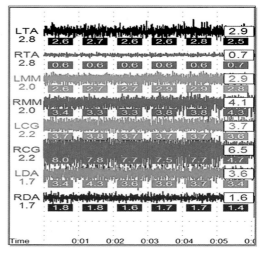

图 5-V9b

4. 咬合分析系统查颞下颌关节无异常(图 5-V10a)。咀嚼肌松弛治疗后,对颞下颌关节无影
响(图 5-V10b)。

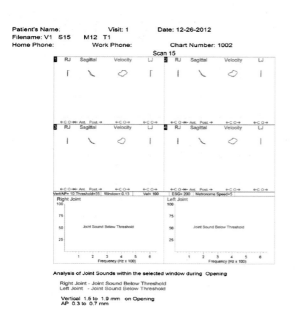

图 5-V10a

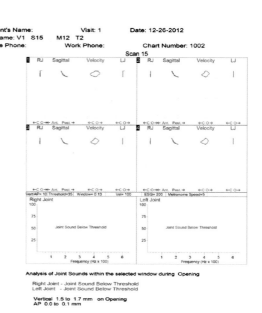

图 5-V10b

四、复诊评估

时间:2014-5-16

1. 牙周各项指标评估(图 5-V11)

患者长时间延时复诊,牙龈轻度炎症,但牙松动继续减轻,危险因素继续下降。

图 5-V11a

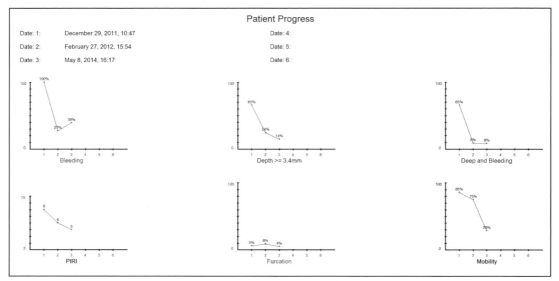

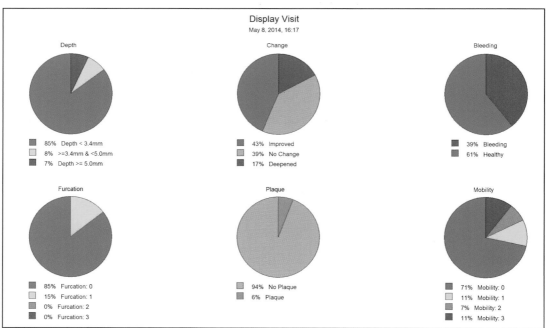

图 5-V11b

FLORIDA PROBE
Periodontal Risk Assessment
武汉大学口腔医院

Chart #:
Name:
Date: Periodontal Exam Date: May 8, 2014, 16:17
Age:
Notes:

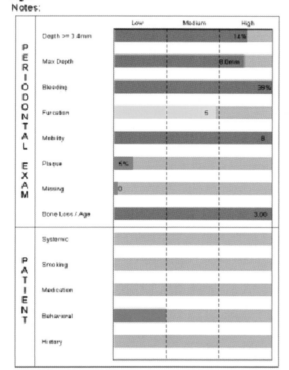

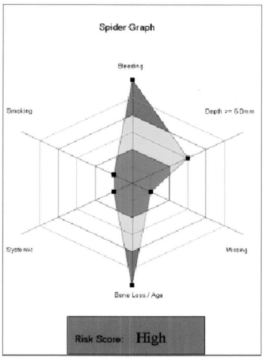

Risk Score: **High**

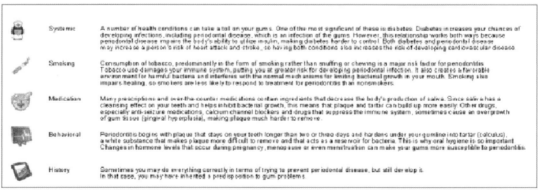

图 5-V11c

2. X 线影像与初诊比较（图 5-Ⅴ12）

骨量和骨密度明显增加见于 15、16、13、12、26、27、36 近中根和下前牙。

15、16 阻断了牙源性通路，上颌窦炎症明显得到控制。

牙松动显著好转（+：松Ⅲ°，=：松Ⅱ°，−：松Ⅰ°）。

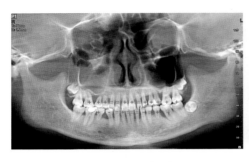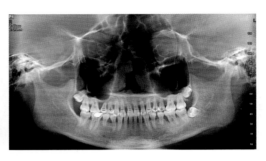

图 5-Ⅴ12a　初诊　　　　　　　　　　　图 5-Ⅴ12b　2 年后评估

五、数字化咬合力分析系统指导下调𬌗

1. 牙尖交错𬌗　调𬌗后左右基本平衡（图 5-Ⅴ13a）。

调𬌗前　　　　　　　　　　　　　　　　调𬌗后

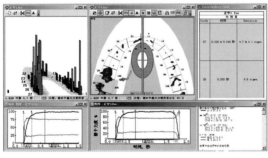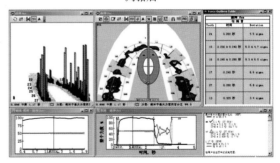

图 5-Ⅴ13a

2. 前伸调殆前　后牙干扰,左侧明显,前牙受力大(图 5-V13b)。

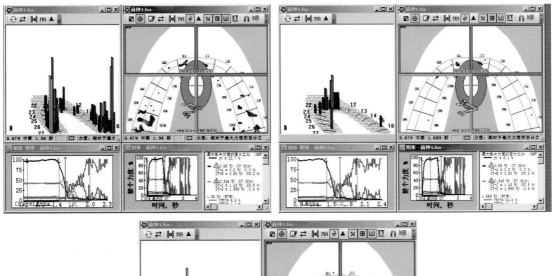

图 5-V13b

3. 前伸调𬌗后　后牙干扰降低,两侧平衡,前牙受力减小(图 5-V13c)。

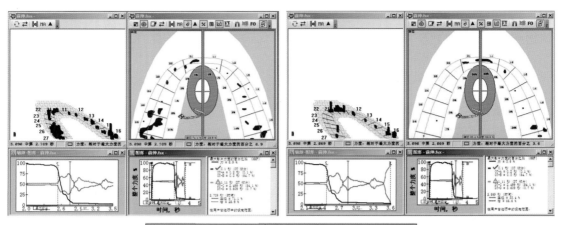

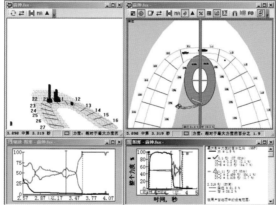

图 5-V13c

4. 左伸调𬌗前　后牙前牙干扰,左侧明显,受力不在尖牙区(图 5-Ⅴ13d)。

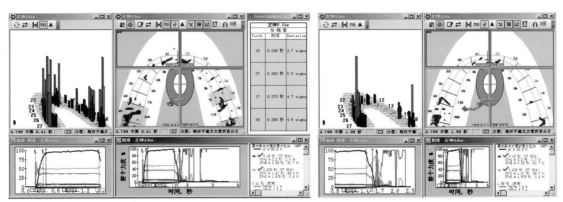

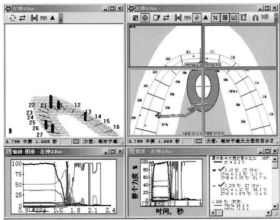

图 5-Ⅴ13d

5. 左伸调殆后 后牙前牙干扰基本消除,受力在尖牙区(图 5-V13e)。

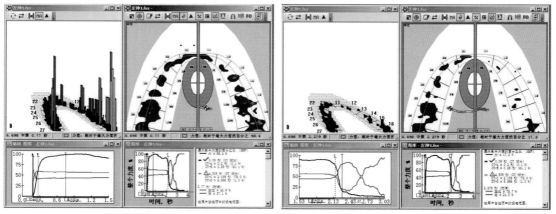

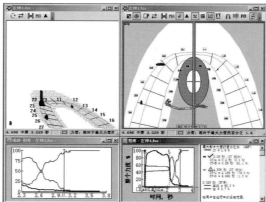

图 5-V13e

6. 右伸调殆前　后牙前牙干扰（图 5-Ⅴ13f）。

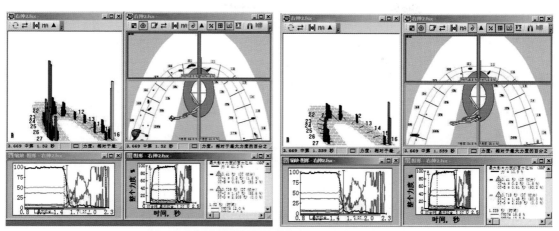

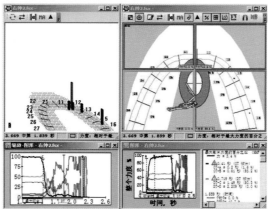

图 5-Ⅴ13f

7. 右伸调𬌗后　后牙、前牙干扰大部消除(图 5-V13g)。

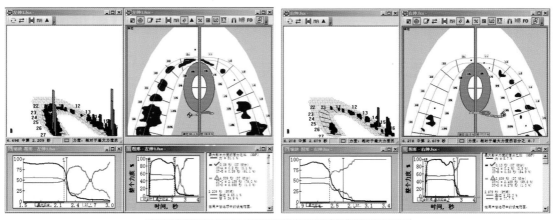

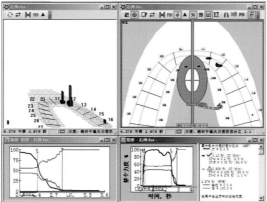

图 5-V13g

六、口内照评估

SRP 后炎症明显得到控制,由于延时复诊,牙龈炎症较 SRP 后稍重(图 5-V14)。

初诊(图 5-V14a),SRP 后(图 5-V14b),2 年半后(图 5-V14c)比较牙列和牙间隙:25 排列整齐,多处牙间隙变小或关闭。

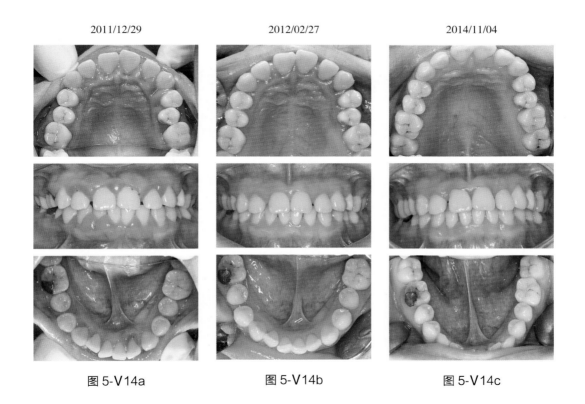

2011/12/29 　　　　　　　　2012/02/27 　　　　　　　　2014/11/04

图 5-V14a 　　　　　　　　图 5-V14b 　　　　　　　　图 5-V14c

七、分析

该病例患者面部不对称是肌肉对咬合适应的表现,张口偏斜是咀嚼肌不协调作用的结果,咬合异常产生的咬合创伤促使牙松动,牙间隙增大,牙槽骨重度吸收,并进而导致牙源性上颌窦炎。该病例治疗在 SRP 的基础上,针对病因进行了咬合干预治疗,通过上述治疗,患者没有拔牙,没有牙髓联合治疗,没有手术,严重的患牙得以保存。由于咬合不协调得到改善,不仅牙松动度明显减小,而且因牙槽骨骨量明显增加,牙源性感染被阻断,上颌窦炎症得以减轻,由于神经 - 肌肉作用平衡,牙列得以较前整齐,牙间隙减小。

该病例为牙周殆干预呈现了全新的视野。提示:

1. 对咬合的认识不应只是局限上下牙的接触情况,而应放眼到整个咬合系统。

2. 做好咬合干预,完善基础治疗可以获得更好的牙周疗效。

3. 认真找出病因,针对病因,开展真正个性化的诊疗是牙周治疗的方向。

病例六　调𬌗效果病例

22 岁女性主诉前牙松动数月,近加重(见图 2-17)。

检查:前牙牙龈红肿、退缩,牙磨耗(+),11、21、12、13 牙间隙增大,11、21 松Ⅱ°(图 5-Ⅵ1)。

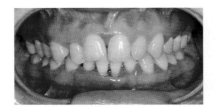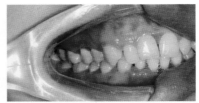

　　　　　图 5-Ⅵ1a　　　　　　　　　　　　图 5-Ⅵ1b

前牙存在𬌗创伤,X 线片示骨密度降低,牙槽骨吸收(图 5-Ⅵ2)。

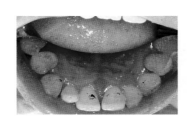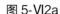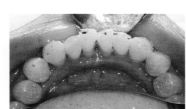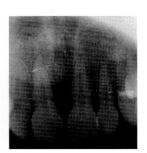

　　图 5-Ⅵ2a　　　　　　　图 5-Ⅵ2b　　　　　　　图 5-Ⅵ2c

　　经 SRP,调𬌗治疗,11、21、12、13 牙间隙关闭,11、21 不松动,X 线片示骨密度增加(图 5-Ⅵ3)。

　　分析:病例六牙列排齐,牙间隙减小是由于咬合系统的整体协调作用的效果,本病例是局部调𬌗排除干扰,消除异常𬌗力所获得的效果。

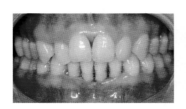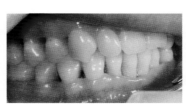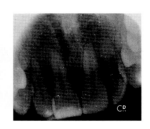

　　图 5-Ⅵ3a　　　　　　　图 5-Ⅵ3b　　　　　　　图 5-Ⅵ3c

病例七　调𬌗长期效果病例

初诊:2008-3

24岁男性主诉牙间隙增宽,前牙松动年余,近加重。

检查:上下前牙牙间隙增宽,上下前牙间自由度不足,12/43反𬌗。12、11、21、22松Ⅰ°~Ⅱ°,42松Ⅱ°,41、31、32松Ⅲ°。牙龈红肿,OHI-S:2,PD:8mm(图5-Ⅶ1)。咬合检查:前牙𬌗创伤(图3-50)。

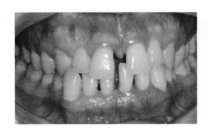 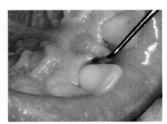

图5-Ⅶ1a　　　　　　　　　图5-Ⅶ1b

全景片示11、21骨吸收达1/2根长,根方骨密度降低,41、31、32骨吸收近根尖,根尖骨密度降低,42骨吸收达2/3根长(图5-Ⅶ2)。

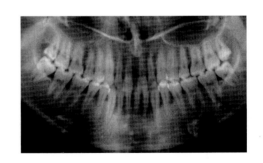

图5-Ⅶ2

经SRP,暂时性松牙固定,调𬌗治疗,上述松牙除32松Ⅱ°,余不松动,维持治疗。

复诊:2016-4-25

检查:OHI-S:2,牙龈无明显红肿,牙列形态和牙间隙与初诊比较无加重改变,41松Ⅰ°,31松Ⅱ°,32松Ⅲ°,全景片比较11、21和41、42骨量似有改善,22、32、33骨吸收有所加重(图5-Ⅶ3)。

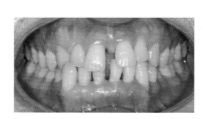 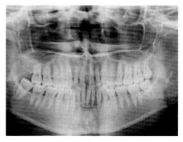

图 5-Ⅶ3a　　　　　　　　　　　　图 5-Ⅶ3b

分析：该病例为 9 年疗效观察。初诊下前牙松动Ⅲ°，骨吸收近根尖，查牙间隙增宽与殆干扰有关。经 SRP，暂时性松牙固定，调殆治疗，患者满意，不愿进一步治疗，遂维持治疗。前两年依从性较好，后觉情况还好，依从性渐差，此次敦促复诊与上次就诊已时隔 16 个月。

此严重骨吸收病例，因去除菌斑和咬合病因，即使去除暂时固定，至今仍获得 9 年长期疗效。

病例八　中性区失衡诊疗病例

主诉:原下前牙整齐,近来下前牙不断向口内凹陷(图 5-Ⅷ1)。锥体外系疾病病史 10 年。

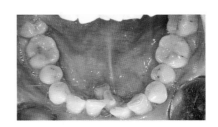

图 5-Ⅷ1

口外观口轮匝肌紧张(图 5-Ⅷ2)。

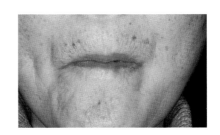

图 5-Ⅷ2

说话、张口运动时口轮匝肌强烈内收(图 5-Ⅷ3)。

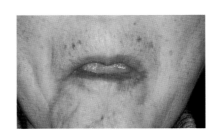

图 5-Ⅷ3

患者刷牙不出血,牙龈无明显充血,OHI-S:2,PD:1~4mm,BI:1~2,可见牙龈退缩和牙颈部缺损(图5-Ⅷ4)。

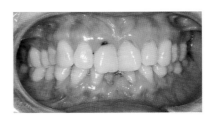

图 5-Ⅷ4

影像学检查全口轻度牙槽骨吸收,骨密度降低
(图 5-Ⅷ5)。

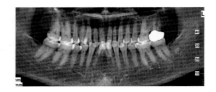

图 5-Ⅷ5

分析:患者口周肌肉紧张(神经性肌张力紊乱),下牙列渐进性拥挤不齐应为中性区长期失衡
所致。治疗考虑纠正中性区失衡。

经中性区失衡初步干预,口轮匝肌紧张度明显
降低,内收力减弱,口裂增大(图 5-Ⅷ6)。

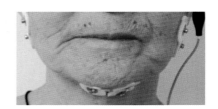

图 5-Ⅷ6